阅读图文之美 / 优享健康生活

U0222578

# 五谷杂粮

## 速查图鉴

于雅婷　高海波　编著

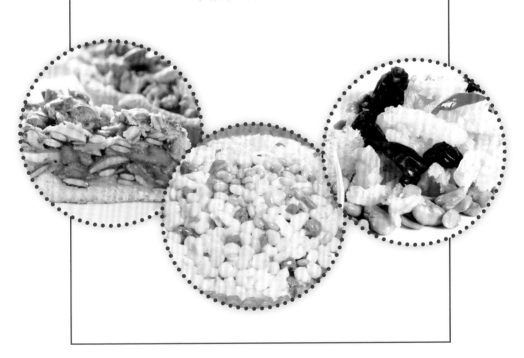

江苏凤凰科学技术出版社·南京

图书在版编目 (CIP) 数据

五谷杂粮速查图鉴 / 于雅婷 , 高海波编著 . — 南京：
江苏凤凰科学技术出版社 , 2022.11
ISBN 978-7-5713-3038-5

Ⅰ . ①五… Ⅱ . ①于… ②高… Ⅲ . ①杂粮－食物养
生－图解 Ⅳ . ① R247.1-64

中国版本图书馆CIP数据核字(2022)第130648号

**五谷杂粮速查图鉴**

| | | |
|---|---|---|
| 编　　　著 | 于雅婷　高海波 | |
| 责 任 编 辑 | 汤景清 | |
| 责 任 校 对 | 仲　敏 | |
| 责 任 监 制 | 方　晨 | |

| | |
|---|---|
| 出 版 发 行 | 江苏凤凰科学技术出版社 |
| 出版社地址 | 南京市湖南路 1 号 A 楼，邮编：210009 |
| 出版社网址 | http://www.pspress.cn |
| 印　　　刷 | 天津睿和印艺科技有限公司 |

| | |
|---|---|
| 开　　　本 | 718 mm × 1 000 mm　1/16 |
| 印　　　张 | 13 |
| 插　　　页 | 1 |
| 字　　　数 | 300 000 |
| 版　　　次 | 2022 年 11 月第 1 版 |
| 印　　　次 | 2022 年 11 月第 1 次印刷 |

| | |
|---|---|
| 标 准 书 号 | ISBN 978-7-5713-3038-5 |
| 定　　　价 | 49.80 元 |

图书如有印装质量问题，可随时向我社印务部调换。

# 常吃五谷杂粮，兼得美味与健康

常言道："民以食为天。"可见历来吃在人们的生活中至关重要。随着我国经济水平的不断提高，人们过去吃饱穿暖就够的旧观念，逐渐转变为注重生活质量的新观念。与此同时，身处于高速发展的现代社会中，亚健康成为现代人的一大忧患，因此人们追求健康的生活方式，购买绿色食品也慢慢成为当下的潮流。近几年火起来的农家乐就很好地说明了人们向往田园幽静、自得的生活，也热爱田园里生长出来的、纯天然的新鲜食物。就这样，五谷杂粮养生进入了人们的视线当中。

自古以来五谷杂粮就是养生的不二法宝，在我国古代就有"五谷为养，五果为助，五畜为益，五菜为充，气味合而服之，以补精益气"的养生法则，这表明了五谷在饮食养生中的主导地位。

随着人们健康饮食意识的增强，五谷杂粮越来越受到人们的青睐，作为膳食主要来源的五谷杂粮也成了营养学界研究的焦点。中医理论强调"药食同源"，认为食物有改善和治疗疾病的功效。研究表明，五谷杂粮可以养五脏，早在我国古代就有"一谷补一脏"的说法。合理膳食，健康的饮食搭配离不开五谷杂粮，五谷杂粮给人们的日常饮食吹来一股自然健康之风。

五谷杂粮作为人们日常膳食不可缺少的一部分，肩负着营养补给与健康食疗的双重作用，对健康的影响极大。五谷杂粮是营养的宝库，无论是淀粉、蛋白质、脂肪，还是矿物质、维生素等，都可以从五谷杂粮中得到补充。一方面，五谷杂粮作为餐桌上的主食，为人们提供充足的能量；另一方面，五谷杂粮的世界又是美味的天堂，种类繁多、味道各异的品种作为供人们消遣的零食，既美味又健康。可以说，五谷杂粮是人类营养的调节师，也是人类餐桌上无法替代的主角。

鉴于此，我们编写了《五谷杂粮速查图鉴》这本书，从最贴近人们生活的五谷杂粮入手，不仅参考了国内外最新的饮食与营养信息，还结合我国传统的中医理论，运用通俗易懂的语言，科学、严谨地对各种五谷杂粮的营养功效、食疗食补作用等各方面知识进行了详细的介绍，旨在让更多的人全面地认识五谷杂粮，并能够深入地了解五谷杂粮对人体健康的益处。

本书共分为六章，其中包含谷物养生馆、豆及豆制品养生馆、薯类养生馆、干果养生馆和五谷杂粮粉养生馆，内容涵盖了五谷杂粮的方方面面，可以说是一场精彩纷呈的杂粮盛宴。每章都详细介绍了本章品类的营养成分、四性五味、养生功效、食用方法、挑选与储存等基本知识，让您对各种谷物有一个全方位的了解。另外，对于大部分常见的谷物，本书还介绍了一些食疗小偏方，让您在家就能轻松食疗养生。这些谷物可以加工成各种各样的美食，所以书中还收录了各种五谷杂粮的美食制作食谱，在为您带来健康的同时，也让您能够享受到自己动手制作的乐趣，兼得美味与健康。

　　本书集合了五谷杂粮各方面的知识，有很高的阅读价值。相信读完本书后，您不仅能收获丰富的知识，还可以在日常生活中享受不一样的健康体验，既成为营养达人，又成为美食达人。最后，希望每位读者都能够尽情享受这场精彩纷呈的杂粮盛宴，找到适合自己的养生方案，轻轻松松收获健康！

目录

# 第一章
## 五谷杂粮养生
## 基本知识

# 第二章
## 谷物养生馆

# 第三章
## 豆及豆制品养生馆

# 第四章
## 薯类养生馆

# 第五章
## 干果养生馆

# 第六章
## 五谷杂粮粉养生馆

第一章

# 五谷杂粮养生基本知识

　　五谷杂粮是中国几千年来的饮食之本，人们常用"五谷丰登"来表达对农业丰收的愿望，现代人们用"要食补，选五谷"来表达对健康的需求。五谷杂粮具有"高植物蛋白、高膳食纤维、低脂肪"的特点，在食物越来越精细、各种现代病高发的时代，五谷杂粮养生显得尤其重要。本章将带领读者认识并了解五谷杂粮养生的基本知识。

# 现代人的合理膳食指南

人们的健康和饮食习惯息息相关。在日常生活中，食物是人们获得营养素和能量的主要来源。合理的饮食能够保证人体获得充足的营养，有助于保持健康，预防各种疾病发生。因此，要养成合理的饮食习惯，就需要保证一日三餐所提供的营养能够满足人体的生长发育、各种生理活动及体力活动的需要。

## 合理膳食宝塔

糖果等零食最好不要食用

盐不能超过 6g

油 25~30mL

禽蛋类 25~50g

豆类及坚果类 50g

禽肉类 50~70g

鱼虾类 50~100g

奶类 300mL

新鲜水果 200~400g

蔬菜类 300~500g

五谷薯类 250~400g

水约 1200mL

### 合理膳食的具体方法

合理膳食是保持身体健康的一个重要环节。在这个环节中，不管是选择食物种类还是限定进食量都要遵循一定的原则，这样才能维持身体各机能的正常工作。

■ 食用丰富多样的食物

搭配食用不同种类的食物，有助于补充人体所需要的各种营养，保证人体摄入营养物质的均衡性，避免营养过剩或者营养不良。

■ 多食果蔬

新鲜、未经烹调的水果和蔬菜中含有丰富的维生素、膳食纤维等元素，多食可以增加营养摄入，帮助肠胃消化。

■ 主食中适量添加一些杂粮

在主食中加入适量杂粮，可以让人摄入更多的膳食纤维，对养护五脏有益。

■ 肉类摄入量要均衡

肉类每日摄取量一般在 [ 身高（cm）－105 ] g 即可。建议每周吃 2 次鱼，动物内脏尽可能少吃，多食海产品。

■ 清淡饮食

每日摄取的脂肪所提供的热量不超过总热量的 25%。避免长期食用精制糖，少食含糖量多的食品。不吸烟，少喝酒。

■ 遵循饮食规律

早餐应吃好，中餐应吃饱，晚餐应吃少。在进餐过程中也要细嚼慢咽，不宜过快。

## 合理膳食的注意事项

1. 食材多样，主食以谷物为主，粗细搭配，不宜过于精细。

2. 增加新鲜蔬菜、水果和薯类的摄入量。

3. 每天的食物中都应包含豆类、奶类及豆制品、奶制品。

4. 经常适量食用鱼肉、禽肉、禽蛋和瘦肉。

5. 烹饪时，减少烹调用油的量，以清淡寡盐为宜。

6. 一日三餐的分配要合理，零食尽量少吃。

7. 每天要饮用足量的水，合理选择饮品。

8. 可以饮用少许的酒，但不能过度。

9. 选择新鲜的食物，保证食物的卫生。

10. 避免暴饮暴食，每天坚持做一定量的运动，保持健康的体重。

## 健康饮食要点

### ■ 谷物为主

在日常饮食中，人们应该保证每天摄入一定的谷物，一般情况下，成年人每天食用的谷类食物量应该保持在250~400g。要注意食物的粗细搭配，过于精细的食物容易导致人们营养单一，应该经常食用一些粗粮、杂粮和全谷类食物。

### ■ 增加薯类摄入

薯类食物中的膳食纤维、淀粉及维生素、矿物质的含量比较高，对保持肠道的正常功能很有益处，还可以控制体重，预防便秘。对于上班族来讲，增加薯类的摄入量，更有益健康。建议每周吃5次左右的薯类，每一次50~100g比较好。

### ■ 经常食用豆类

豆及豆制品营养丰富，并具有多重功效，尤其是对中老年人和心脑血管疾病患者有益，是延年益寿的佳品。在健康饮食中，建议成年人豆及豆类制品的每天摄入量保持在40g左右为宜，这样能更好地补给人体所需的蛋白质。

# 五谷杂粮的含义与演变

人们都知道多吃五谷杂粮对健康有好处，然而，五谷杂粮具体都有哪些？五谷分别是哪五谷？它们是怎么一步一步成为人们餐桌上的主角的？现如今我们常吃的五谷杂粮跟我们的祖先曾经吃的五谷杂粮是一样的吗？说起这些问题，想必大多数人都知之甚少。那么，就让我们一起来了解一下五谷杂粮的发展历程吧。

## 五谷的起源

《论语》中记载过这样一句话："四体不勤，五谷不分，孰为夫子？"这是目前对于"五谷"这个词的最早记录。在造词之初，五谷到底指的是什么目前还无从考证，不过五谷该如何定义，到了汉朝才有了最初的解释，主要有两种说法，一种是"稻、黍、稷、麦、菽"，另外一种是"麻、黍、稷、麦、菽"。两种说法的最大区别就在于一个有稻无麻，一个有麻无稻。

之所以说法不一，主要是各地的作物种类存在差异所致。在古代，经济文化的中心在黄河流域，而稻多种植于南方，北方的种植有限。虽然麻主要被当作织布的原料，食用价值较低，但是由于稻在北方比较少见，所以在最初的五谷定义中没有稻。不过随着社会经济的发展和农业技术的改善，五谷已经演变成所有农作物的总称了。

## 五谷杂粮的定义

在《黄帝内经》中，五谷指的是"粳米、小豆、麦、黄豆和黄黍"，在后来的《孟子·滕文公》中，五谷则变为：稻、黍、稷、麦、菽。佛教的祭祀中也要用到五谷，它们所谓的五谷指的是"大麦、小麦、稻、小豆、胡麻"。五谷在不同时期所指的东西也不一样。

随着社会的发展，五谷的概念再次发生了变化。到了明朝时期，李时珍所编的《本草纲目》中记载的谷类有33种，豆类有14种，一共是47种。还有一种说法认为五谷泛指五类作物，即"悬、藤、根、角、穗"。而到了现代社会，人们通常所说的五谷范围就更广了，一般把稻类、麦子、黄豆、玉米和薯类都称为五谷，而将其他的粮食称作杂粮。因此，现代社会人把五谷杂粮当作是所有粮食作物的代名词。

## 五谷杂粮的种类

在我国，五谷杂粮是作为人们的主食出现的，并且在日常的食物结构当中，谷物和米、面占着较大的比例。具体的五谷杂粮可以分为四大类，主要是以下食物。

| | | |
|---|---|---|
| 谷类 | | 大米、小麦、高粱、玉米、大麦、荞麦、燕麦、青稞、芝麻等 |
| 豆类 | | 黄豆、绿豆、红豆、黑豆、青豆、蚕豆、扁豆、花豆、芸豆等 |
| 薯类 | | 红薯、土豆、山药、芋头、荸荠、菊芋等 |
| 坚果类 | | 板栗、白果、榛子、核桃、松子、开心果、莲子、花生、葵花子等 |

# 五谷杂粮的主要营养物质

　　五谷杂粮中含有多种营养物质，如淀粉、膳食纤维、维生素、矿物质等。不同的营养物质，对人体的补养作用也不相同。

**淀粉**

富含淀粉的五谷杂粮

**膳食纤维**

富含膳食纤维的五谷杂粮

**维生素**

富含维生素的五谷杂粮

**矿物质**

富含矿物质的五谷杂粮

# 五谷杂粮的四性五味

　　中医讲的四性，包含寒、凉、温、热，在四性之外，还有一些食物介于温热和寒凉之间，属于平性。常用的食物多属平性，寒凉的食物最少。而在中医上又将"酸、甘、苦、咸、辛"作为食物的五味，这五味相互融合的同时又相互制约，还和人体的五脏紧密相连。古人养生讲究阴阳互补，饮食也需要均衡搭配才能平衡营养。

## 四性

即寒、凉、温、热四种药性

## 五味

即酸、甘、苦、咸、辛五种滋味

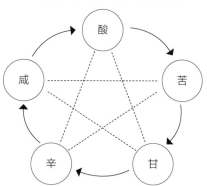

## 五谷杂粮的四性

| 四性 | 功效 | 代表食物 | |
|------|------|---------|---|
| 寒性食物 | 寒性食物有清热解毒的作用，热性体质的人可以选用此类食品。有的寒性食物还有润燥的作用，经常被用来辅助治疗热性病症，比如面红目赤、口舌糜烂、牙龈肿痛、小便短赤等 | 绿豆 | 荸荠 |
| 凉性食物 | 凉性食物的作用与寒性食物较为相似，也有清热的作用，性质较寒性缓和。凉性食物适用于阴虚或者阳亢之人，暑、热、燥邪导致的内热等症状都可以用凉性食物来缓解 | 小米 | 薏米 |
| 热性食物 | 热性食物与寒性食物相对，可以减轻或消除寒证。一般热性食物的驱寒效果比较好，有助于温补脾胃、补虚强身。寒性体质的人可在冬季时多选用热性食物食用，驱寒保暖的作用十分显著 | 高粱 | 板栗 |
| 温性食物 | 温性食物有强身健体的作用，体弱虚寒的人比较适合食用此类食物。此类食物较热性食物温和些，这类食物大多数具有温中、助阳、散寒的作用，冬季食用，有暖身作用 | 松子 | 开心果 |

# 五谷杂粮的五味

　　有人把人生分为"酸、甜、苦、咸"四味，在饮食上，也有酸甜苦咸四种口味，中医学把"辛"加入了其中，组成了食物的五味——酸、甘、苦、咸、辛。在生活中，我们所说的口味和中医上讲的五味不尽相同，这五味相互融合的同时又相互制约，还和人体的五脏紧密相连，对人体的作用也不尽相同。

## 五味与五脏的关系

　　中医学认为，不同味道的食物对人体的补养作用也不一样，同时它们也作用于不同的人体脏腑。《黄帝内经·素问》中曾提到："五味所入，酸入肝、辛入肺、苦入心、咸入肾、甘入脾。"不同的味道养护着不同的脏腑，因此在日常饮食中，要注意食物的五味适中，这样才能更好地补养身体。

# 五味一览表

| 五味 | 功效 | 对应器官 | 代表食物 |
|---|---|---|---|
| 酸味 | 酸味食物有生津养阴、收敛固涩的作用，它可以增强人体的消化功能，保护肝脏，常吃此类食物有助于降低血压、软化血管 | 肝 | 酸枣 |
| 甘味 | 甘味食物有补血养气、缓急止痛的作用，它可以给人体补充热量，缓解疲劳和痉挛，常吃此类食物有助于调理肠胃，但是糖尿病患者应该少吃 | 脾 | 黄豆 |
| 苦味 | 苦味食物有清热燥湿、促进内分泌的作用，它可以清热降火、解毒除烦，常吃此类食物有助于清除人体的毒素，防治各种疮疡 | 心 | 莲子 |
| 咸味 | 咸味食物有软坚散结、滋阴的作用，它可以促进血液循环，维持正常的新陈代谢，常吃此类食物有助于润肠通便、滋补肾脏 | 肾 | 纳豆 |
| 辛味 | 辛味食物有行气活血、舒筋散寒的作用，它可以调理气血，增强消化液的分泌，经常食用此类食物有助于预防风寒感冒 | 肺 | 开心果 |

# 五谷杂粮的五色养生

在中医学中，五色是一个非常重要的概念，颜色不同，所对应的脏腑器官也不同，进而所起到的作用也不同。五谷杂粮都是什么颜色，您知道吗？也许人们第一感觉是黄色的，但是，如果您仔细观察过，就会发现，其实五谷杂粮颜色多种多样，其中以黄、红、绿、白、黑居多。那么，不同颜色对人体有什么样的补益作用呢？这个小节中我们就为大家一一解码。

五色指的是绿、红、黄、白、黑五种颜色，在中医养生学上，有"五色者，青为肝色，赤为心色，黄为脾色，白为肺色，黑为肾色"的说法。不同的颜色，所对应的人体脏腑不同，养生功效也不一样。

## 养肝绿色谷物

绿豆

在现代生活中，绿色的食物被人们当作是保持生命健康的"清道夫"和"守护神"，深受人们的喜爱。中医上说，绿色入肝脏，绿色食物有疏肝养肝的作用，有助于排除人体的毒素。绿色谷物还有助于调节脾胃的消化和吸收功能。

绿色代表着清新和希望，给人一种安宁、舒适之感。绿色的谷物可以帮助人体舒缓肝胆的压力，调节它们的功能，可以全面地调理人体的健康。

**绿色谷物** 豇豆、绿豆、青豆等。

## 养心红色谷物

红豆

在五行学说中，红色代表的是火。红色的谷物进入人体后，归心，入血，它们一般都具有很强的抗氧化性，富含番茄红素和单宁酸，有助于补血益气、活血养心，还可以保护细胞，有抗菌消炎的作用，心脑血管疾病和淋巴炎症患者可以多食。

红色是很热情的颜色，给人以醒目、兴奋的感觉。红色的五谷能够激起人们的食欲，刺激神经中枢的兴奋性，在一定程度上能够起到养护心脏、缓解疲劳的作用。

**红色谷物** 红豆、红米、红枣、枸杞子等。

## 养脾黄色谷物

在五行学说中，黄色代表的是土，人们食用黄色的谷物后，归脾，营养物质也会集中在人的脾胃，可为人体提供优质的蛋白质、脂肪、维生素和微量元素等。黄色食物除了有滋养脾胃的作用，还有利于保护肠道和呼吸道，很适合胃炎、胃溃疡的患者食用。

黄色是明亮的颜色，它给人以轻快、充满希望与活力的感觉。黄色的谷物能够让人们的情绪变得轻快，在一定程度上能够滋养脾胃，有助于集中精力。

黄豆

**黄色谷物** 黄豆、玉米、小米等。

## 养肺白色谷物

在五行中，白色属金，入肺，有益气之功。据研究，大部分白色的食物属于安全性比较高的营养食物，它们含有丰富的蛋白质和黄酮类物质，有助于消除身体疲劳。在人体患有疾病时，此类食物还有促进人体康复的作用，很适合高血压、脂肪肝患者食用。

白色的谷物有润肺的功效，它们含有丰富的蛋白质、淀粉及维生素等营养物质，为人体提供维持生命和运动所需的能量。

薏米

**白色谷物** 大米、糯米、薏米、白芝麻等。

## 养肾黑色谷物

黑色谷物多呈黑色、紫色或者深褐色。在五行中，黑色代表水，入肾，所以，经常食用黑色的食物，有助于滋养肾脏。黑色谷物中含有丰富的铁质，其营养价值和药用价值都很高，经常食用有助于降低动脉硬化、肾病、贫血、中风等症的发病率。

在日常饮食中，人们常说"食以黑为补"，黑色食物被人们誉为"天然的保健品"，大多数都有补肾的作用。另外，黑色的食物中还含有丰富的蛋白质和矿物质，有助于养血润肤。

黑豆

**黑色谷物** 黑豆、黑米、黑芝麻等。

# 不同体质的饮食养生指南

"对症下药"是医学上遵循的原则，饮食养生也是如此，体质不同，所要补充的食物也不同。只有针对自身体质选对五谷杂粮，才能吃出健康。在这小节中，主要针对热性、寒性、实性和虚性四种体质特征，阐述一下该如何对症吃杂粮。

| 体质类型 | 体质特征 | 营养需求 |
|---|---|---|
| 热性体质 | 喜欢食用冷食，经常饮水还觉得口干，面色较红，易烦躁、发脾气，畏热，普遍有便秘状况，尿液量较少且呈黄色 | 热性体质的人，其体内本身含有的脂肪、糖类等物质已经可以满足身体所需。这类体质的人体内较为缺乏的是维生素、矿物质和水分。因此在日常饮食中应补充这些营养，尽量选择一些谷类食物，搭配蔬菜、水果食用，这些食物口味清淡鲜香，其中含有的膳食纤维和维生素有调理肠道的功能 |
| 寒性体质 | 经常不喝水也不会感到口干，精神不振、易疲劳，畏冷，手脚常常发冷，喜欢吃热的食物，常会腹泻，尿频而且尿液颜色较淡，女性常常有月经推迟的症状 | 寒性体质者饮食上要适当增加一些富含蛋白质、维生素及铁、锌等矿物质的食物。在选择食物时，要选择温热类的食物，如糯米、红枣等，但同时要搭配一些平性的食材，以平衡因热性食材引发的燥热情况。饮食以清淡为主，还可以搭配一些肉类，如牛肉、羊肉，对暖胃驱寒有帮助 |
| 实性体质 | 实性体质的人一般有很强的抗病能力，体质很好，但内火较为旺盛，内脏蓄积大量的废物，体力虽好，但不易排汗，尿量少，易便秘，精神很好，易烦躁失眠 | 实性体质的人因平时饮食较为精细，导致了微量元素和膳食纤维的缺乏，以至于身体的排毒功能比较差，多有便秘状况。因此在食物的选择上，要选择一些富含膳食纤维和微量元素的五谷杂粮，它们不仅有助于清除肠道的废物，促进人体排毒，还可以在不引发肥胖的情况下，补充人体所需要的能量 |
| 虚性体质 | 虚性体质有气虚、血虚、阴虚和阳虚四类，多表现为面色暗淡、多苍白或枯黄，指甲发白，身体容易疲乏无力，自汗，脉象虚弱，话少或声音很小，生病不容易恢复等 | 虚性体质的人也会有营养不均衡的状况出现，身体内一般缺乏蛋白质、维生素和矿物质等营养成分。所以在补充营养时，应选择含有这些营养成分的食材，尤其是富含蛋白质的食材。由于虚性体质有四类，要根据各自的特点进行进补，比如阳虚型的人要注意补充温热性食物，而血虚型的人要注意营养均衡 |

| 体质类型 | 膳食建议 | 杂粮推荐 |
|---|---|---|
| 热性体质 | 热性体质的人应该改掉夜生活过多的习惯，尽量在午夜12点之前就寝。吸烟、饮酒会导致身体产生燥热，加重阴亏，因此要控制烟酒。每天保持适度的运动，但不要让身体过度出汗，少吃或不吃辛辣及热性食物 | 小米　绿豆<br>薏米　莲子 |
| 寒性体质 | 寒性体质的人群多有瘀血的症状，因此在选择食物时，要选择一些温热性食材，有助于促进血液循环，加速新陈代谢。平时不要食用酸涩、寒凉的食物，以免身体受寒。零食或者甜食也要少吃，饮食上少油腻，要少吃多餐 | 高粱　红枣<br>核桃　松子 |
| 实性体质 | 实性体质的人群要注意改善不良的生活习惯，按时吃早餐，早睡早起。另外，不可以盲目地减肥或过度节食。平时吃饭的时候，避免偏食，注意摄取不同种类的食物，保持人体的营养均衡 | 玉米　荞麦<br>枸杞子　小米 |
| 虚性体质 | 虚性体质的人要注意营养均衡，不能偏食，以免营养不良或者过剩，对身体健康不利。日常生活中，此类人群要注意适量的运动和充足睡眠，睡眠时间要固定，每天8小时左右即可。睡眠不足或者过多都会导致身体更加虚弱。另外，还要及时补充水分，应该多喝一些温开水 | 红豆　红枣<br>山药　黑芝麻 |

# 不同人群的饮食养生指南

食疗养生除了要针对不同的体质外，还要针对不同的人群。不同的人群，身体发育状况不同，所需的营养也不同。若想要达到最佳的养生效果，就要了解不同人群的营养需求，然后有针对性地选用五谷杂粮。下面就针对幼儿及儿童、青少年、壮年及老年人这四类人群的养生需求，推荐一些适宜的五谷杂粮。

| 年龄段 | 谷物养生 | 推荐谷物 |
| --- | --- | --- |
| **幼儿及儿童期**<br>1~12岁 | 幼儿时期，宝宝的身体发育还不完全，身体各项机能的抗病能力比较弱，消化能力也比较差。进入儿童期，孩子的消化系统功能逐渐完善，生长发育速度加快，对营养的需求更高，所以要将五谷杂粮搭配着食用，不能偏食，在饮食中添加新鲜蔬果。豆类和干果中的卵磷脂对于儿童大脑的发育比较好，可适量食用 | 小米　核桃<br>玉米　黄豆 |
| **青少年期**<br>13~18岁 | 青少年期是身体的生长发育阶段，生活、学业压力的增大，会造成青少年对养分的需求增加，易发生营养不足，这个时期要增加营养，以补充大脑所消耗的养分。黄豆中含有丰富的氨基酸，且所含的氨基酸很容易被人体所吸收，若是用黄豆搭配其他杂粮，餐食的营养价值将大幅度提升。坚果中的不饱和脂肪酸比较丰富，且富含卵磷脂，是健补大脑的最佳食物，对于青少年的身体发育也极为有益 | 黑豆　核桃<br>黑芝麻　黄豆 |
| **壮年期**<br>19~59岁 | 处于这个时期的人，不管男性还是女性，面对的生活压力和工作压力都较高。虽然这一时期的身体状况是人生中最好的，但是高负荷的工作还是会导致身体出现各种各样的毛病，尤其对经常加班的上班族来讲，生活和饮食不规律，更易导致身体不适。这个时期的人更需要一些富含B族维生素的五谷杂粮。还要适量补充干果和豆类，其中所含的钾元素有助于调节血压，干果中的维生素也可以延缓衰老，强化身体各器官的功能 | 大米　腰果<br>高粱　松子 |
| **老年期**<br>60岁以上 | 处于这个时期的人，人体各个器官的功能逐渐下降，新陈代谢逐渐减慢，机体的抗病能力也逐渐减弱。如果从食物中摄取的能量减少，人体的健康势必受到威胁，衰老的速度势必加快，因此需要选择一些利于消化的食物让身体从食物中获得养分。五谷杂粮中含有丰富的抗氧化成分，进食后有利于延缓衰老、提高免疫力。另外，由五谷杂粮加工而来的玉米油、黄豆油等，含有不饱和脂肪酸，有预防阿尔茨海默症的作用 | 山药　核桃<br>黑芝麻　红薯 |

# 五谷杂粮的时令养生经

中医养生讲究阴阳互补，四时不同，饮食养生也会发生变化。四季气候和人体的五脏六腑相对应，春季养肝、夏季养心、秋季养肺、冬季养肾，一年四季的气候不同，身体所需的养分也不尽相同。

秋天是肺气最旺、肺功能最强的时期。秋燥不仅会损伤津液，还会耗损正气，造成气阴两虚，所以此时适合食用滋阴润肺的食物。饮食方面注意少吃辛辣寒凉之物，也不宜大量进补。

冬季养生主要围绕"养藏（脏）"展开，它所对应的五脏为肾，此时阳气最弱，肾的阴阳均易亏虚，所以在冬季的时候要注意积蓄阴气，潜藏阳气，养护肾。饮食上要以温补阳气为主，进食的食物要多样化，同时也要调理情志，注意保暖。

桂圆、黑豆、红枣、土豆、板栗、枸杞子

山药、杏仁、凉薯、枸杞子、燕麦

大米、黑米、蚕豆、荞麦、薏米、芝麻

冬

阴气渐盛　　阴气极盛

秋

北

西 ←→ 东

南

春

阳气极盛　　阳气渐盛

夏

在五行中，肝属木，春天是树木成长的季节，因此，春天是肝气最足、肝火最旺的季节。此时，有些人会经常感到嘴里发苦、肩膀酸痛、乳房及两胁胀痛。这时需要疏肝行气，养护肝脏。

夏季与五脏的心、脾相对应，心、脾容易受暑热、湿邪影响，因此，要注意健脾养心。高温的环境使人体机能发生变化，尤其是水钠代谢，消化、神经及内分泌系统等。饮食上可多食用清暑、利湿的食物，但要注意不要过度贪凉，以免损伤脾胃。

绿豆、黄豆、薏米、荞麦、白扁豆

# 五谷杂粮食用法则解惑

近年来，五谷杂粮越来越受到人们的重视，五谷杂粮养生也成为一种时尚，如何食用杂粮才能更加养生？宝宝和孕妇等特殊群体可以食用杂粮吗？了解下面这些常见问题，将有助于您更加正确地认识五谷杂粮。

## Q1: 古语说"一谷补一脏"，这是什么意思呢？

古代中医中就有关于"五谷杂粮可养五脏"的记载，而早在古代民间就有"一谷补一脏"的说法。其实所谓的"五谷"古代指黍、稷、菽、麦、稻等谷物和豆类，现代主要是指小米、大米、小麦、大豆、高粱等粮食作物。《黄帝内经》指出"五谷为养"，可见五谷养生功效不可小视。五谷不仅可以果腹，还是五脏食疗养生的好食材。而现代人心脑血管疾病多发，经常食用五谷杂粮不仅能均衡饮食，更能起到很好的养生保健作用。

小米重养脾。小米是五谷之首，常食能补脾益胃。小米对脾虚体弱的人而言，可谓是进补的上品，可补中益气、延年益寿。

大米重润肺。大米涵盖稻米、紫米等，在出现肺热、咳嗽等症状时，具有很好的滋阴润肺的作用。

小麦重养心。小麦被称为"五谷之贵"，中医认为它能养心安神、除烦去燥，对消除女性更年期综合征、自汗盗汗以及烦躁情绪有食疗作用。

大豆重养肾。大豆中的黑豆被称为"肾之谷"，中医认为它具有补肾强身、解毒、润肤的功效，对肾虚、浮肿有较好的食疗作用。

高粱重养肝。高粱和大豆都属于杂粮，都是五谷里不可或缺的配角。高粱具有养肝益胃、收敛止泻的功效，尤其是患有慢性腹泻的人，持续吃一段时间后，会有良好的功效。

## Q2: 一日三餐都要吃杂粮吗？吃多少才好呢？

杂粮是指粗粮，即是与精制米面相对的、仅经过少量加工的粮食。根据中国营养学会的建议，一个人每天食用杂粮应保持在 50~100g，过多或过少都不利于身体的健康，最好能够在一日三餐中都适量加入些杂粮。

早晨，人的肠胃功能比较弱，最好不要食用太粗糙的食物，比如窝头。此时可以添加一些杂粮熬粥或者磨成杂粮浆，可选用的杂粮有燕麦、糙米、薏米等，这样既可以为身体提供营养，还可以帮助消化。中午时分，人的消化功能最好，可以在午餐中加入一些豆子、红薯、玉米等，这样可提供淀粉，保证下午人体所需的能量来源。晚餐要食用一些助安眠、易消化的杂粮，如小米。

### Q3: 孕妈妈适合吃杂粮吗?

营养专家指出,孕妈妈可以食用杂粮,并且适当食用杂粮有助于减少便秘困扰,但需要注意一些问题。

杂粮中含有丰富的 B 族维生素和膳食纤维,有预防便秘的作用。但是摄入过多就会影响人体对微量元素的吸收,所以孕妈妈食用杂粮要适量。在补充杂粮的同时,孕妈妈不能同吃奶制品和补铁、补钙的药物,否则会降低食用价值。在吃过杂粮食物后,最好等 40 分钟以后再食用含铁质或者钙的药物。

### Q4: 杂粮有助于养生,能将它作为主食食用吗?

并不是所有杂粮都可以作为主食食用。《中国居民膳食指南》中曾提到"食物多样,谷类为主,粗细搭配",这样的饮食原则才能保证人体的营养需求。

杂粮并不是吃得越多越好,每天食用的量因人而异,单一地食用某种杂粮会导致营养单一化,进而造成营养不良的状况。关于主食的食用,一般人可以以部分的杂粮代替细粮,比如糙米饭、八宝粥、杂粮馒头等,尽量做到饮食多样化。需要注意的是,儿童脾胃较弱,应避免食用太多的杂粮,可适当吃一些精制的细粮,以利于其消化吸收。

### Q5: 杂粮和细粮相比,哪一种的营养价值更高呢?

一般来讲,杂粮的营养价值高于细粮,但并不是说不能食用细粮。这是因为杂粮中含有丰富的膳食纤维,大量食用会影响蛋白质的吸收,要搭配细粮食用才更有益于身体。

随着生活水平的提高,人们饮食普遍以精细为主。细粮经过精细的加工,将谷皮和谷胚都去掉了,流失了大量的蛋白质、B 族维生素。若是经常食用精制米面,不注意增加 B 族维生素的摄入,很容易诱发脚气病。杂粮中含有丰富的维生素,从这个角度讲,它的营养价值要比细粮高。不过杂粮中的膳食纤维含量很高,若是不搭配些细粮食用,会降低人体对蛋白质的吸收率。因此,饮食要讲究粗细搭配,营养价值才会更高。

第二章

# 谷物养生馆

　　谷物包括小麦、大米、玉米、小米、大麦、高粱等，是人体主要的热量来源。谷物作为中国人的传统主食，从古至今一直是老百姓餐桌上不可缺少的食物之一，在我国的膳食中占有重要地位。谷物中淀粉的含量很高，具有极高的消化吸收率。以谷物为主的膳食模式既可为人体提供充足的能量，又可减少脂肪的摄入量，对心脑血管疾病有很强的预防作用。

# 香米

## 养脾健胃，温中益气

香米是一种优质稻米，其种类很多，主要可分为香籼、香粳和香糯，颗粒饱满，晶莹如玉。香米散发着浓郁的米香，这种香味有助于增加食欲，消除疲劳。香米不仅味美，而且滋补效果非常好，其中含有丰富的营养成分，能为人体补充足够的能量。目前，香米中声誉与价值最高的品种当数云南地区种植的"象牙香米"。

**成熟期：**
香米成熟期为7月至9月。

**每100g香米含有：**

| 热量 | 1453kJ |
|---|---|
| 淀粉 | 72.4g |
| 脂肪 | 0.9g |
| 蛋白质 | 12.7g |
| 膳食纤维 | 0.6g |
| 维生素E | 0.7mg |
| 烟酸 | 2.6mg |
| 镁 | 12mg |
| 钙 | 8mg |
| 钾 | 49mg |
| 磷 | 106mg |
| 钠 | 21.5mg |

**性味：性平，味甘**

**适宜人群：脾胃虚弱者，如老年人**

**香米叶**
能增加食欲，祛湿热，养肠胃

**香米秆**
可编制草鞋，结实且能防治脚气病

---

**膳食专家说**

香米不容易被人体消化，所以人们在食用香米的时候，最好是熬煮成粥，这样有助于肠胃的消化和吸收。

烹制香米时不宜放碱，因为碱会破坏香米中的维生素，降低营养价值。

| 香米 | + | 花生 | + | 冰糖 | + | 桂圆 | + | 莲子 | ▶ | 熬粥食用，可健脾、安神、补血。 |
|---|---|---|---|---|---|---|---|---|---|---|
| 香米 | + | 黑豆 | + | 核桃 | + | 红枣 | + | 冰糖 | ▶ | 熬粥食用，可补气血、补肾强身。 |
| 香米 | + | 莲子 | + | 红枣 | + | 冰糖 | + | 红豆 | ▶ | 熬粥食用，可补气、健脾、开胃。 |
| 香米 | + | 猪里脊肉 | + | 皮蛋 | + | 葱 | + | 姜 | ▶ | 熬粥食用，可补虚、益气。 |

　　香米中含有丰富的淀粉、蛋白质和微量元素，可以为人体提供必需的营养物质，经常食用可以强健身体。将香米熬成粥后，清香四溢，营养丰富，特别适合体虚者、高热者、久病初愈者、消化能力减弱者食用，能有效地缓解症状，调养身体。

　　香米的味非常独特，十分诱人，不仅可以增进食欲，还可以去除疲劳，提神醒脑。夏季天气炎热，人们非常容易感到心烦意乱、身体疲乏，而经常食用香米就有助于缓解这种消极情绪，使人心情舒畅、肢体放松。

**美食**

# 香米猪排饭

**材料：**

香米300g，猪排150g，胡萝卜、黑木耳、青菜各50g，咸鸭蛋1个，油、酱油各5mL，盐5g。

**制作方法：**

❶ 香米洗净蒸饭；猪排洗净加盐腌渍；黑木耳、青菜洗净；胡萝卜洗净切丝。

❷ 锅中倒油，油烧热后放入猪排炸至熟，捞出沥油并切成均匀的条，再将黑木耳、青菜、胡萝卜炒熟，香米饭盛碗，加入猪排、蔬菜和咸鸭蛋即可。

# 四喜丸子

**材料：**

香米、淀粉各200g，青菜20g，猪肉100g，油100mL。

**制作方法：**

❶ 香米洗净，蒸熟；淀粉加水搅拌；青菜洗净焯熟。

❷ 猪肉剁碎，与香米一起倒入淀粉中搅拌均匀，团成丸子。锅中倒油，放入丸子炸至金黄色，用青菜装盘即可。

# 香米糊

**材料：**

香米150g，黑豆100g，红枣6颗。

**制作方法：**

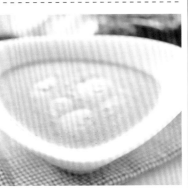

❶ 将香米、黑豆和红枣洗净，入水浸泡后备用。

❷ 将所有材料放入豆浆机，加水至上下水位线之间，然后按下米糊键，做成米糊即可。

**选购方法**

　　选购香米时，要认真观察米粒的颜色和形状，若色泽较暗、有虫蚀米粒或碎粒过多、混有杂质，则表明香米存放的时间过长，最好不要购买。还可以捧起来仔细闻一闻，有稻米香的为优质香米。

**保存方法**

　　香米容易生虫，可以倒入密封的米缸、玻璃器皿或者袋子中，放置在干燥、通风的地方。若要长时间储存，可在米缸的底部撒一些石灰粉，上面铺一层薄膜，有防潮、防虫的作用。

# 糙米

## 调和五脏，清肠通便

　　脱壳后但仍保留着外皮、糊粉层和胚芽的稻米叫糙米。与普通的精制米相比，糙米的质地更紧密，吃起来口感有些粗糙，且不易煮熟，但它的营养丰富，含有更多的维生素、矿物质和膳食纤维，对人体有很好的保健作用，是公认的绿色健康食品。

**成熟期：**
糙米成熟期为7月至9月。

**每100g糙米含有：**

| | |
|---|---|
| 热量 | 1475kJ |
| 淀粉 | 75g |
| 脂肪 | 2.7g |
| 蛋白质 | 7.7g |
| 膳食纤维 | 3.4g |
| 维生素E | 1.32mg |
| 镁 | 123mg |
| 钙 | 10mg |
| 钾 | 230mg |
| 磷 | 304mg |
| 钠 | 5.4mg |

糙米糠
通利大便，
排毒瘦身

性味：性温，味甘

适宜人群：肥胖症、糖尿病、心脑血管疾病患者

## 膳食专家说

　　糙米不易煮熟，所以在烹煮之前，最好先用清水充分浸泡，但不能用力搓洗，否则会导致糙米中营养成分的大量流失。

　　上班族可以将糙米和茶搭配饮用，口味独特，还可以预防痔疮。

糙米 + 大麦 + 胡萝卜 + 菠菜 + 牛肉 ▶ 熬粥食用，可促进代谢。

糙米 + 红米 + 黑米 + 燕麦 + 玉米粒 ▶ 熬粥食用，可通便、减肥。

糙米 + 黑米 + 黑豆 + 薏米 + 冰糖 ▶ 熬粥食用，可消脂、补血。

糙米 + 皮蛋 + 瘦肉 + 胡萝卜 + 葱 ▶ 熬粥食用，可补充营养。

## 食用方法

糙米可以直接蒸熟作为主食食用，也可以与其他一些食材搭配在一起炒制菜肴或熬成粥食用，不仅味道鲜美，营养也十分丰富，对人体有很好的滋补效果。

糙米还可以用来煮茶饮用，有促进血液循环、缓解心理压力、润肠通便之功效。如果经常饮用糙米茶，不但可以降低血压，还有减肥、美容的作用。

糙米加枸杞子、百合等药材熬粥，有防病祛病、增强体质的功效。

## 养生指南

糙米在一定的温度条件下会发芽，同时产生很多具有保健功效的成分。有关专家经过实验研究发现，糙米芽有着很好的健美功效，如果能把糙米芽作为一种主食食用，能有效地增强体质，提高免疫力，起到防病抗病、滋补养生的效果。

发芽糙米富含阿魏酸和抗活性氧植酸等成分，能抑制黑色素的产生，使肌肤美白光滑，还能促进人体的新陈代谢，对动脉硬化、内脏功能障碍等健康问题都有一定的预防效果。

糙米富含膳食纤维，可以促进肠道有益菌的定殖，促进大肠蠕动，软化粪便，提高肠胃功能，从而预防便秘和肠癌，因此经常便秘的老年人可以适量食用。

糙米中的膳食纤维进入人体后，会与人体内胆汁中的胆固醇相结合，有助于胆固醇排出，降低人体中的胆固醇含量，并能帮助高脂血症患者降低血脂。

糙米含有 B 族维生素和维生素 E，有助于促进人体血液循环，从而提高人体的免疫功能。

## 选购方法

购买糙米时，最好选购有机栽培的糙米，这样就可以品尝到原味的糙米香，还要注意观察糙米的外形，一般优质的糙米都是米粒饱满，表面光滑，且没有斑点，呈黄色。若是有机米，米粒往往会大小不一，这是天然种植的自然现象，可放心购买。

## 保存方法

糙米中含有丰富的营养成分，若是在常温环境下存放易生米虫，因此不要随意地放在米桶内保存。最好将糙米用小袋子分开盛放，然后放置在冰箱冷藏室保存，也可以将糙米放入容器中密封储藏。

## 食疗小偏方

### 治脚气水肿：

糙米180g，蒜35g。将蒜去皮，然后用清水冲洗一下，切成碎粒；将糙米冲洗干净后，与蒜粒一起放入锅中，加入适量的清水，先用大火煮沸，再转小火慢煮，煮成米饭即可食用。

### 治中气下陷：

糙米100g，香菇适量。食用前先将糙米放到清水中浸泡 6 小时左右，然后将其捞出放入榨汁机榨成汁；把香菇洗干净之后切成丝，放入锅中煮熟，再倒入糙米汁搅成糊状即可。每天食用半碗，也可根据个人口味加入适量的盐或白糖。

# 红枣糙米粥

**材料:**

糙米200g，红枣8颗，花生仁18粒，玉米仁50g。

**制作方法:**

❶ 糙米用清水冲洗干净，浸泡3~5小时；红枣洗净并放入水中浸泡半个小时左右，取出沥干水分，去掉枣核；把花生仁、玉米仁清洗干净后，入水浸泡。

❷ 在锅中加入适量的清水，倒入糙米，用大火煮沸，加入红枣、花生仁、玉米仁，换小火焖煮，继续煮20分钟左右即可食用。

# 银耳木瓜糙米粥

**材料:**

糙米300g，木瓜2个，银耳1朵，枸杞子10g，红枣8颗，蜂蜜30g。

**制作方法:**

❶ 将糙米浸泡1~2小时；银耳入水泡发，撕成小朵；木瓜洗净，切成小块；枸杞子、红枣洗净备用。

❷ 锅中加入清水，倒入糙米，先用大火煮沸，然后放入银耳、木瓜块、枸杞子、红枣继续煮。

❸ 等粥将煮熟时，根据口味调入适量的蜂蜜，搅拌均匀即可。

# 红薯鸡肉糙米粥

**材料:**

糙米300g，鸡肉80g，红薯50g，芹菜10g，葱5g，盐5g，油10mL。

**制作方法:**

❶ 将糙米洗净，浸泡半小时，捞出沥水备用；鸡肉、红薯分别洗净切块；芹菜、葱洗净切段。

❷ 锅中倒油烧热，放入葱花爆香，再放入鸡肉块、芹菜段翻炒几下，盛出备用。

❸ 汤锅中加水，倒入糙米煮沸，再加入红薯块、鸡肉块、芹菜段，用小火煮熟后加盐调味。

# 南瓜山药猪肉粥

**材料:**

糙米300g，南瓜、山药各50g，猪肉80g，盐5g，酱油10mL。

**制作方法:**

❶ 将猪肉切成薄片或小块，加入盐、酱油腌渍一会儿；南瓜、山药洗净切成小块备用。

❷ 将糙米放入清水中浸泡之后捞出，沥干水分，放入锅中，加入适量的清水，先用大火煮沸，放入猪肉后，换小火煮20分钟，至粥呈黏稠状，加入南瓜块、山药块，继续焖煮10分钟即可。

# 调理肠胃，健脾养胃

粳米根据收获季节，可分为早粳米和晚粳米。它是大米的一种，用粳型非糯性稻谷碾制而成，种植历史悠久，是中国人的传统主食之一，主要产于中国东北地区。粳米的米粒多为圆形或者椭圆形，籽粒饱满，晶莹剔透。

**粳米**

**成熟期：**
粳米成熟期为7月至9月。

**每100g粳米含有：**

| | |
|---|---|
| 热量 | 1442kJ |
| 淀粉 | 77.4g |
| 脂肪 | 0.6g |
| 蛋白质 | 7.7g |
| 膳食纤维 | 0.6g |
| 硫胺素 | 0.16mg |
| 烟酸 | 1.3mg |
| 镁 | 34mg |
| 钙 | 11mg |
| 钾 | 97mg |
| 磷 | 121mg |
| 钠 | 2.4mg |

性味：性平，味甘

粳米壳
可促进胃肠蠕动，防治胃病、便秘

谷物养生馆

适宜人群：病后产后体弱者、脾胃虚弱者如老年人

粳米秆
泡茶或煮汤饮用，可安心神、益脾胃

## 膳食专家说

胃酸过多的人不要食用粳米，以免加重肠胃负担。制作粳米粥时不要放碱，碱会破坏米中的维生素。

粳米 + 花生 + 百合 + 枸杞子 + 莲子 ▶ 熬粥食用，可健脾、养血、养颜。

粳米 + 鸭肉 + 葱 + 姜 + 盐 ▶ 熬粥食用，可利水消肿、补益身体。

粳米 + 糯米 + 西芹 + 猪瘦肉 + 鸡蛋 ▶ 熬粥食用，可益气、通便、滋补。

粳米 + 皮蛋 + 胡萝卜 + 小白菜叶 + 鸡精 ▶ 熬粥食用，可养肝、明目、健脾胃。

粳米的黏性比糯米弱，比籼米强，多与其他食材搭配煮粥食用，味道鲜美，营养丰富，被誉为"天下第一补人之物"。粳米除了煮粥之外，还可以煮饭或加工成爆米花、糕点等。在煮粳米饭的时候，可以根据个人口味加入适量的醋，不仅能增加米饭的香味，还可以延长保存时间。煮粳米粥时，粥上会产生一种粥油，可以将其取出，用盐调味空腹食用，对身体大有裨益。

**养生指南**

粳米营养丰富，用其煮的粥更是味道鲜美，口感极佳，长期食用还能增强体质，延年益寿。粳米粥养生之道在我国已有上千年的历史，对体虚的患者、产妇和老年人大有裨益。

"药王"孙思邈在《千金方食治》中说粳米"能养胃气、长肌肉"；《食鉴本草》提到粳米有养五脏、壮气力的功效；李时珍在《本草纲目》中记载有多食粳米粥的养生方法："每日起食粥一大碗，与肠胃相得，最为饮食之妙诀也。"

粳米中含有中大量的膳食纤维，它有助于促进肠胃蠕动，提高肠胃的消化功能。胃病、便秘和痔疮患者可经常食用，有助于缓解症状。

粳米中的蛋白质和维生素含量都相当丰富，经常食用有助于保持营养均衡。

将粳米煮粥食用，有健脾益胃的作用。中医认为，粳米可以调和五脏，具有缓解腹痛的作用，还可以刺激胃液分泌，适合病后体虚、年迈者食用。

经常食用粳米可以改善气色，美容养颜，爱美的女士可常食。

**选购方法**

首先看外观：米粒洁白、有光泽的是优质新米，而颜色发青、有碎米掺杂的多是质量较差或存放时间较长的陈米。其次闻味道：新粳米散发着浓郁的清香味，若存放时间过长，就会嗅到米糠味。然后是口感：松软、香甜并含有充足水分的为新鲜粳米。

**保存方法**

储存时，要先将粳米晾干，然后放进塑料袋密封起来，创造一个密闭缺氧的小环境，这样粳米就不容易发潮，也不会生虫、霉变，因为蛀虫和霉菌的生存是离不开氧气的。

**食疗小偏方**

### 治消化不良：

粳米 50g。先将粳米用清水冲洗干净备用；然后取出汤锅，加入适量的清水，将清洗过的粳米倒进锅中，先用大火煮开，再转小火熬成稀粥即可。每天早晨食用1碗，有促进消化的作用。

### 治胃热烦闷：

粳米 100g，竹沥 40mL。先将粳米用清水清洗干净，沥干水分之后，放到炒锅中炒香。然后加入适量的水，磨成浆。一次取一半粳米浆，兑入20mL竹沥食用。

# 煲仔饭

**材料：**

粳米200g，猪肉80g，胡萝卜、花生仁各50g，油20mL，葱20g，青椒1个，盐5g。

**制作方法：**

❶ 将粳米冲洗干净，倒入锅中，加水煮熟备用。

❷ 将其他食材冲洗干净，把猪肉、胡萝卜切丁；葱、青椒切成圈；花生仁入水焯熟。

❸ 锅中倒油烧热，放葱、青椒圈爆香，再倒入猪肉翻炒，熟时加胡萝卜丁、花生仁、盐翻炒。将炒好的菜肴与粳米一起搅拌均匀即可。

# 粳米炒饭

**材料：**

粳米250g，胡萝卜、火腿各50g，青豆30g，油5mL，葱、盐、姜各5g。

**制作方法：**

❶ 粳米洗净，入锅加水煮熟备用。

❷ 胡萝卜洗净，切丁；青豆洗净煮熟；火腿洗净切丁。

❸ 锅中倒油，葱、姜爆香，将胡萝卜丁、火腿丁、青豆倒入翻炒，再将米饭倒入翻炒，放入调料，炒至米粒松散即可。

# 粳米糕

**材料：**

粳米350g，红枣8颗，水果什锦50g，麦芽糖2大匙，白芝麻30g。

**制作方法：**

❶ 将粳米洗净，放水中浸泡2小时，捞出并沥干水分，放入锅中，加适量水，大火煮沸。

❷ 往锅中加麦芽糖，搅拌均匀，小火煮至米粥黏稠；倒入红枣、白芝麻、水果什锦，搅匀，继续焖煮至水干，盛在盘中，挤压成块，入锅蒸熟即可。

# 红枣枸杞鸡肉粥

**材料：**

粳米100g，红枣2颗，鸡肉、青菜各50g，枸杞子、盐各5g，油10mL。

**制作方法：**

❶ 将粳米用清水淘洗干净，放入水中浸泡。

❷ 将鸡肉洗净，切成块；把青菜、红枣、枸杞子冲洗干净备用；锅中倒油，油热时放入鸡肉块翻炒，然后放入青菜翻炒几下盛出备用。

❸ 锅中加水，倒入粳米，煮至黏稠，将鸡肉、青菜、红枣、枸杞子倒入，搅匀，加盐，小火煮熟即可。

# 籼米

## 温中益气，健脾养胃

籼米是籼稻的种子，属于稻米中颗粒细长、黏性差、膨胀性大的品种之一，比糯米和粳米的应用稍微少一些。根据稻米的采收季节可以分为早籼米和晚籼米两种。早籼米的米粒比较宽厚，颜色为粉白色，黏性比晚籼米要小一些，质量也没有晚籼米好。

**成熟期：**
籼米成熟期为7月至9月。

**每100g籼米含有：**

| 热量 | 1454kJ |
| --- | --- |
| 淀粉 | 77.9g |
| 脂肪 | 0.7g |
| 蛋白质 | 7.7g |
| 膳食纤维 | 0.6g |
| 维生素E | 0.43mg |
| 烟酸 | 2.1mg |
| 镁 | 33mg |
| 钙 | 7mg |
| 钾 | 89mg |
| 磷 | 146mg |
| 钠 | 2.7mg |

性味：性温，味甘

籼米壳
健脾养胃，除湿止泻

适宜人群：体虚、高热、久病初愈者

## 膳食专家说

籼米适宜体虚之人、久病初愈者、产后妇女、老年人、婴幼儿等食用，将其煮成稀粥食用有很好的调养功效。

籼米 + 黑豆 + 核桃 + 红枣 + 红糖 ▶ 熬粥食用，可益气、养胃、补肾。

籼米 + 空心菜 + 荸荠 + 猪肉 + 盐 ▶ 熬粥食用，可补虚、润肠胃。

籼米 + 黑木耳 + 白菜 + 猪肉 + 虾仁 ▶ 熬粥食用，可排毒、美容。

籼米 + 鸡肉 + 干贝 + 香菇 + 荸荠 ▶ 熬粥食用，可滋阴益气、增强体质。

## 食用方法

籼米可以煮成稀粥食用，具有温中益气、养胃和脾的功效，适合久病初愈者、产后妇女、婴幼儿等体虚之人食用。

籼米还可以做成美味糕点，吃起来清爽可口，深受人们喜爱。

籼米炒饭是一道美味主食，著名的扬州炒饭用的原材料就是籼米，炒出来的饭软硬适中，颗粒松散。

## 养生指南

我们把常见的大米按照肥瘦而分为两种，即为粳米与籼米。粳米短而宽，人称"肥仔米"，常见的有珍珠米、水晶米、东北大米等；而籼米则外形细长，常见的有丝苗米、猫牙米等。这两种米有很大的差异，前者膨胀性较小而黏性较强，适合熬粥，后者膨胀性较大而黏性较弱，适合焖饭。籼米属籼型非糯性稻米，根据它们的栽培种植季节和生育期，又可分为早籼米和晚籼米，是我国出产最多的一种稻米，在我国广东、湖南、四川等省种植广泛。

籼米中含有的膳食纤维有助于促进肠胃的蠕动，及时清除肠道的有害物质，从而达到保护肠胃的效果。

籼米中含有较多蛋白质，用籼米煮的汤可刺激胃酸分泌，利于消化。

籼米可提供 B 族维生素，经常食用，还可防治脚气病。将籼米煮成粥之后食用，有助于益气温中。

籼米中还含有丰富的钾、磷等微量元素，能为人体提供必需的营养素，长期食用可增强体质。

## 选购方法

晚籼米要比早籼米的质量好一些。晚籼米的米粒比较细长，稍微扁平，外表呈透明或者半透明状，米质较硬，油性很大。

买米时抓一把往手里摊开，若发现籼米中有较小的碎米粒，或者感觉手上有黏黏的潮湿感，说明米的质量较差。

## 保存方法

籼米可以倒入米缸中，密封后置于阴凉通风处保存，要注意防潮、防虫。可在装入籼米之前，在米缸底部撒一层干燥的石灰粉、铺几层塑料薄膜后将米倒入。

## 食疗小偏方

**治眼睛发红：**

籼米 100g，红枣 8 颗，姜 3 片，盐 5g。将籼米放入锅中，简单干炒一下，然后加水适量，用勺子将米搅拌均匀；放入红枣和姜，小火慢煮，直到粥煮熟，调入少许盐即可。

**治风寒感冒：**

籼米 100g，姜 3 片，葱白 20g，盐 5g。将籼米淘洗干净，放入锅中，加水适量熬成稀粥，将熟时放入葱白和姜，小火慢熬 10 分钟，加入少许盐即可。该粥可以散寒止痛，适用于风寒感冒引起的畏寒发热、骨节酸痛、鼻塞声重、肠鸣泄泻等病症。

# 米香一品卷

**材料：**

籼米300g，千张250g，鸡蛋2个，葱30g，油20mL，盐5g。

**制作方法：**

❶ 籼米洗净入锅蒸熟，葱洗净切末，鸡蛋在碗中打散，放锅中炒熟。

❷ 倒入籼米和葱末，加盐搅拌均匀，摊在千张上，卷起来入锅蒸熟，取出切成小份即可。

# 什锦素蒸

**材料：**

熟籼米250g，豆腐50g，粉条30g，葱20g，鸡蛋2个，盐3g，油5mL。

**制作方法：**

❶ 豆腐切丁，粉条剁碎，葱洗净切花，鸡蛋在碗中打散。

❷ 在锅中加油烧热，放入葱花爆香，倒入籼米、粉条碎、豆腐丁翻炒，放入鸡蛋液，加入盐调味，盛入碗中，放入蒸锅略蒸即可。

# 美味香粥

**材料：**

籼米30g，糙米20g，雪梨2个，冰糖5g。

**制作方法：**

❶ 籼米用水淘洗干净；糙米冲洗干净，放入清水中浸泡6小时备用；雪梨洗净去籽切块。

❷ 将籼米、糙米及雪梨块倒入锅中，再加入适量的水，大火烧开后转为小火熬煮。

❸ 熬至粥浓稠时关火，加入冰糖调味即可。

# 扬州炒饭

**材料：**

籼米200g，胡萝卜30g，鸡蛋1个，盐3g，葱10g，油5mL。

**制作方法：**

❶ 籼米用清水洗净，放入锅内，蒸熟；葱切末。

❷ 胡萝卜用水洗净，切成细丝状；鸡蛋在碗中打散。将鸡蛋液、胡萝卜丝放入锅中翻炒均匀，放入米饭、盐、葱末炒热、炒香、炒匀即可。

糯米

## 补中益气，暖脾健胃

糯米是家常粮食的一种，米质多呈蜡白色不透明或半透明状，吸水性和膨胀性比较小，煮熟后黏性大，是稻米中黏性最强的种类。因为糯米香糯黏滑的特性，经常被用来制作小吃，如粽子、年糕、汤圆等，深受人们喜爱。糯米具有很高的营养价值，其中的B族维生素含量十分丰富，有补脾益气、温中止泻之功效。

**成熟期：**
糯米成熟期为7月至9月。

**每100g糯米含有：**

| | |
|---|---|
| 热量 | 1464kJ |
| 淀粉 | 78.3g |
| 脂肪 | 1g |
| 蛋白质 | 7.3g |
| 膳食纤维 | 0.8g |
| 维生素E | 1.29mg |
| 烟酸 | 2.3mg |
| 镁 | 49mg |
| 钙 | 26mg |
| 钾 | 137mg |
| 磷 | 113mg |
| 钠 | 1.5mg |

谷物养生馆

性味：性温，味甘

糯稻秆
可以防治口渴、咽干、糖尿病等症

糯稻叶
可补益中气，止汗，除湿止泻

适宜人群：虚弱、腹泻、脾胃虚寒者

### 膳食专家说

糯米中含有大量的淀粉，糖尿病患者要慎食。肥胖人群在减肥的时候应尽量少食用。

糯米 + 红豆 + 莲子 + 红枣 + 山药 ▶ 熬粥食用，可补气血。

糯米 + 小米 + 麦仁 + 桂圆 + 冰糖 ▶ 熬粥食用，可消食、养胃、美容。

糯米 + 绿豆 + 盐 + 香菜 + 牛奶 ▶ 熬粥食用，可开胃、安神。

糯米 + 莲子 + 银耳 + 枸杞子 + 冰糖 ▶ 熬粥食用，可润燥、养肺胃。

糯米不仅可以用来熬粥，还可以煮饭。在煮糯米饭的时候，可以根据个人口味加入适量的肉末或者菌菇类，营养丰富，堪称美味。

糯米煮过之后的黏性比较大，所以还可以用糯米来制作糕点，望之精致诱人，闻之清香无比，食之柔软黏嫩。糯米也可以用来酿酒，这样糯米中的营养成分就更容易被人体吸收，糯米酒具有刺激消化液分泌、增强食欲的作用，适量饮用对人体大有裨益。

## 养生指南

糯米是指糯稻脱壳之后的稻米，在中国的南方地区一般被称为糯米，而在北方地区则多称作江米。糯米是制作粽子、八宝粥、各式黏性小吃和酿造醪糟（甜米酒）的主要原料。

《本经逢原》中曾有记载："糯米，益气补脾肺，可磨粉作稀糜，庶不黏滞，且利小便，以滋肺而气下行矣。若作糕饼，性难运化，患者莫食。"《本草纲目》中也有论述："脾肺虚寒者宜之。若素有痰热风病，及脾病不能转输，食之最能发病成积。"

糯米中富含各类营养物质，经常食用能滋养人体，是体虚者温补强身的最佳食品。

糯米含有丰富的碳水化合物，是温中益气的上好食品，适宜气血不足者食用。糯米搭配天麻、党参酿酒，饮用后有健脑益智的作用。

糯米能温暖脾胃，特别适合脾胃虚寒、食欲不佳的人食用。另外，食用糯米还可以缓解虚寒腹泻症状，煮粥食用可促进消化、补养胃气。

## 选购方法

糯米有椭圆和细长两个品种。若是购买椭圆的糯米，粒大饱满者为佳；若是购买细长的糯米，则要观其是否发黑变质，若有黑色斑点，就不要购买。一般来讲，优质糯米多呈乳白色或蜡白色。

## 保存方法

一般来说，糯米在常温下储存即可。但需要注意的是，保存糯米的时候应避开潮湿和强光的环境，最好放置在阴凉通风的地方。将糯米装入密封的容器中避光保存是一个不错的储存方式；还可以将糯米装进干净的饮料瓶中，尽可能地塞满，然后拧紧瓶盖，在阴凉处保存。

## 食疗小偏方

**治慢性腹痛：**

糯米600g，山药60g。先将糯米和山药一起放炒锅里炒熟，然后取出研成粉末状，保存备用。每天早上加入适量的白糖、胡椒粉，用开水冲服小半碗即可。

**治心神不宁：**

糯米150g，薏米60g，红枣12颗。将红枣去核，糯米、薏米用清水冲洗干净以后，一起放入锅中加水煮成粥即可。常食用此粥有补血安神之功效。

# 香酥糯米条

**材料：**

糯米粉350g，麦芽糖浆150g，白糖50g，油30mL。

**制作方法：**

❶ 将麦芽糖浆倒入锅中，加入适量的水，搅拌均匀，生火烧开。

❷ 糖水煮沸之后，倒入糯米粉，和成面团。

❸ 将糯米团揉成长条，压扁，切成条，放入锅中隔水蒸熟。锅中倒油，等油烧热后，将糯米条放油中微炸捞出，装盘撒上白糖即可。

# 美味糯米饭

**材料：**

糯米300g，熟龙虾2只，西蓝花10g，金针菇50g，生抽10mL。

**制作方法：**

❶ 将糯米放到清水中浸泡2小时左右捞出，沥干水分，入锅蒸熟；西蓝花、金针菇洗净备用。

❷ 糯米饭淋上生抽拌匀装盘；西蓝花、金针菇焯熟和龙虾一起装进盘子，淋上生抽即可。

# 红枣荸荠糯米粥

**材料：**

糯米200g，荸荠8个，红枣15颗，冰糖50g。

**制作方法：**

❶ 将糯米放在清水中浸泡3小时左右，捞出沥水；荸荠冲洗干净，去皮；红枣洗净去核。

❷ 在锅中加入适量的清水，倒入糯米，先用大火煮沸，再用小火煮半个小时。

❸ 放入荸荠、红枣和冰糖，搅拌均匀，继续煮10分钟左右即可。

# 什锦糯米炒饭

**材料：**

糯米300g，肉片50g，青椒、红椒各1个，胡萝卜100g，青豆20g，酱油、油各5mL，盐5g。

**制作方法：**

❶ 糯米洗净入锅蒸熟，青豆洗净煮熟备用，青椒、红椒洗净切圈，胡萝卜洗净切丁备用。

❷ 锅中倒油，将肉片放入翻炒几下，然后放入糯米炒散；将剩下的材料倒入，炒熟即可。

# 黑米

## 补肾抗衰，健脾开胃

黑米在我国已经有 2000 多年的种植历史，是稻米中的珍贵品种。其外表呈墨黑色，有"黑珍珠"之称。黑米富含营养，更有一般大米所缺乏的维生素 C、叶绿素、花青素、胡萝卜素及强心苷等特殊成分。用黑米熬的粥清香诱人，软糯可口，营养丰富，具有很好的滋补作用。

**成熟期：**
黑米成熟期为7月至9月。

**每100g黑米含有：**

| | |
|---|---|
| 热量 | 1427kJ |
| 淀粉 | 72.2g |
| 脂肪 | 2.5g |
| 蛋白质 | 9.4g |
| 膳食纤维 | 3.9g |
| 维生素E | 0.22mg |
| 烟酸 | 7.9mg |
| 镁 | 147mg |
| 钙 | 12mg |
| 钾 | 256mg |
| 磷 | 356mg |
| 钠 | 7.1mg |

性味：性平，味甘

适宜人群：产后虚弱、病后体虚、肾虚、血虚、少年白发者

## 膳食专家说

未煮烂的黑米营养价值不高，不易被人体消化，肠胃功能弱者最好不要食用。

黑米不易煮熟，在烹煮之前要先用水浸泡一夜。煮黑米粥时，可搭配燕麦、红豆。

黑米 + 燕麦 + 糯米 + 蜂蜜 + 冰糖 ▶ 熬粥食用，可滋阴补肾、补血养颜。

黑米 + 糯米 + 红枣 + 当归 + 梨 ▶ 熬粥食用，可补血益气、养胃健脾。

黑米 + 鸡肉 + 香菇 + 葱 + 盐 ▶ 熬粥食用，可补虚、强身。

黑米 + 大米 + 桂圆 + 红枣 + 红糖 ▶ 熬粥食用，可补气血、养心脾。

## 食用方法

黑米最家常的做法是熬粥，可单独用黑米进行熬制，也可以与其他食材合理搭配，可以使口味更加丰富，营养价值更高。

黑米可以磨成浆煮熟之后饮用，在饮用时加入适量的糖进行调味，味道鲜美，滋补效果更佳。

黑米还可以搭配其他食材，比如肉类、菌类等，炒饭或者熬成汤食用，做出来的汤香气扑鼻。将黑米与一些药材合理搭配进行熬煮，取汁服用，有一定的防病、祛病功效。

## 养生指南

"返璞当绿，养生当黑。"世人历来崇尚"逢黑必补"的健康膳食理念，中医理论中论述"黑为水，走肾，肾为生命之源。饮食养生，养肾为其根本"。

随着生活水平的日益提高，人们也开始探索发现食疗养生之道，在日常饮食中不断地为人体补充丰富而全面的营养，达到增强体质、延年益寿的效果。许多黑色食品不仅具有丰富的营养成分，而且有补肾养肾、乌发养颜、防病治病、延缓衰老等功效。黑米是黑色食品中的佼佼者，也是很多养生膳食中经常使用的食材。

黑米是含有花青素类色素最多的一种米，有助于预防衰老，养护肾脏，还有滋阴的作用，女性和肾虚者可食用。

黑米中含有黄酮类化合物，有助于防止血管破裂，因此，食用黑米有止血的作用。黑米还有降压、抗菌的作用。

黑米富含膳食纤维，有助于促进肠胃蠕动，健养脾胃。食用黑米还可以增加心肌的营养，降低心肌耗氧量，保护心脏。

黑米中的维生素 C 含量比普通大米要高，经常食用黑米能补充人体所需，增强体质。

## 选购方法

在选购黑米的时候，首先要仔细观察黑米的色泽和外表，表面有光泽、米粒大小均匀且不含杂质的是优质黑米，然后闻一下黑米的味道，如果有淡淡的清香味则是优质黑米，若有发酸、发霉的味道则是陈米。还可以通过品尝黑米饭来辨别优劣，质量比较好的黑米略带甜味。

## 保存方法

将去皮的蒜或新鲜的花椒放入盛放黑米的袋子、不锈钢容器或者米缸中，然后密封起来，存放于阴凉通风处，可有效地防止黑米生虫。

## 食疗小偏方

**治消渴：**

黑米 100g。先将黑米用清水冲洗干净，然后放入水中浸泡 5 小时以上。倒入锅中，加入适量的清水，煮成粥即可食用。每天服用 1 次。

**治牙龈红肿：**

黑米 100g，红糖 10g。将黑米放到水中浸泡之后，放入锅中并加入适量的清水煮粥，当粥比较黏稠时，再加入一些红糖，稍煮片刻即可。

# 黑木耳黑米粥

**材料：**

黑米150g，黑木耳50g，冰糖100g，红枣2颗。

**制作方法：**

❶ 将黑米用清水冲洗干净，放入水中浸泡30分钟后，捞出并沥干水分。

❷ 黑木耳泡发，冲洗干净，撕成小片；红枣洗净，用沸水浸泡之后，取出枣核。

❸ 锅中倒入适量的清水，放入黑米、黑木耳片和红枣，熬煮至黏稠时，换小火继续煮20分钟左右，调入冰糖即可。

# 牛奶黑米糊

**材料：**

黑米100g，牛奶150mL，黑芝麻30g，冰糖10g。

**制作方法：**

❶ 提前将黑米和黑芝麻分别放入水中浸泡6~8小时，捞出并沥干水分，一起放入食物料理机中打成粉末，倒入碗中备用。

❷ 锅中加入适量的清水，将牛奶倒入并搅拌均匀，用大火烧开后，倒入黑米、黑芝麻粉末，换小火继续煮15分钟左右。煮熟时加入冰糖即可。

# 黑米花生粥

**材料：**

黑米100g，花生30g，莲子20g。

**制作方法：**

❶ 将黑米、莲子、花生洗净。

❷ 锅中加入水，倒入黑米、莲子、花生，煮沸后，换小火煮20分钟左右即可。

# 黑米黄豆糊

**材料：**

黑米100g，黄豆50g，黑芝麻30g，核桃5个。

**制作方法：**

❶ 将黑米、黑芝麻冲洗干净；黄豆用水泡发备用。

❷ 核桃取仁，洗净之后与黑米、黑芝麻和黄豆一起放入豆浆机中，加水打成米糊并煮熟即可。

紫米

**成熟期：**
紫米成熟期为7月至9月。

**每100g紫米含有：**

| | |
|---|---|
| 热量 | 1448kJ |
| 淀粉 | 75.1g |
| 脂肪 | 1.7g |
| 蛋白质 | 8.3g |
| 膳食纤维 | 1.4g |
| 硫胺素 | 0.31mg |
| 烟酸 | 4.2mg |
| 镁 | 16mg |
| 钙 | 13mg |
| 钾 | 219mg |
| 磷 | 183mg |
| 钠 | 4mg |

## 开胃健脾，补血养虚

　　紫米主要分布在我国的湖南、四川、贵州、云南等地，栽培数量比较少。其颜色多呈紫黑色，有紫粳和紫糯两类。较普通大米不同，紫米的表皮有一层紫色的物质，因此被叫作紫米。用紫米烹煮的米饭，口感软糯，味道清香，甜而不腻，有丰富的营养，在我国民间很早就用作补品，有很好的养生效果。

性味：性温，味甘

谷物养生馆

适宜人群：脾胃虚弱、营养不良、面色苍白者

**膳食专家说**

　　青少年食用紫米有助于促进身体发育，还能预防少年白发；紫米有补气血的功效，适合血虚及肾虚者食用。
　　婴幼儿和老年人的消化能力较弱，食用紫米会增加肠胃负担，应该少食。

紫米 + 红豆 + 椰汁 + 芒果 + 冰糖 ▶ 熬粥食用，可健脾、补血。

紫米 + 黑豆 + 黄豆 + 绿豆 + 红豆 ▶ 熬粥食用，可滋养五脏、养颜美容。

紫米 + 燕麦 + 小米 + 冰糖 + 红糖 ▶ 熬粥食用，可补气血。

紫米 + 梨 + 苹果 + 牛奶 + 红糖 ▶ 熬粥食用，可滋阴润燥、补血养颜。

紫米含有丰富的营养成分，有助于强化机体功能，提高抗病能力，维护身体健康。经常食用紫米还有补虚强身的效果，对于妇女产后虚弱、病后体虚及贫血者有很好的补养作用。

紫米可增强体质，用紫红糯米熬成的粥晶莹透亮，有补血益气之功效。紫米中的铁质有补血的作用，有助于预防缺铁性贫血。

紫米富含蛋白质、淀粉等对人体有益的营养素，特别适合上班族食用。它可以镇定心神，使注意力集中，还有补肾的作用，并能有效地改善少年白头的症状。

紫米中含有丰富的膳食纤维，它有助于促进大肠蠕动，及时清除肠内的废物，帮助身体排毒。

## 美食

# 红豆紫米豆浆

**材料：**

紫米100g，黑米50g，红豆50g，冰糖20g。

**制作方法：**

❶ 将紫米、黑米、红豆淘洗净，放入水中浸泡5小时。

❷ 把紫米、黑米、红豆一起放入豆浆机，加水打成糊，煮熟后加入冰糖调匀即可食用。

# 核桃紫米粥

**材料：**

紫米100g，糯米50g，核桃3个，冰糖20g。

**制作方法：**

❶ 将紫米、糯米冲洗干净，放入清水浸泡2~3小时，捞出沥水；取出核桃仁，用清水洗净。

❷ 锅中倒水，放入紫米、糯米，先用大火煮沸，放入核桃仁，再换小火煮熟，放入冰糖即可。

# 紫米枸杞子饭

**材料：**

紫米150g，枸杞子10g，冰糖10g。

**制作方法：**

❶ 将紫米冲洗干净，放入水中浸泡2~3小时，捞出沥水；把枸杞子洗净。

❷ 锅中倒水，放入紫米，用大火煮沸，加枸杞子，换小火煮至黏稠，加入冰糖搅匀即可。

## 选购方法

纯正的紫米米粒比较细长，颗粒饱满，且大小均匀，富有光泽。紫米的颜色呈紫白色或者紫白色夹带小紫色块，用清水冲洗之后，水的颜色会变成紫黑色。用手抓取或轻轻地搓动紫米，会在手上留下紫黑色印记。用指甲将紫米表层的色块刮除之后，紫米依然是紫白色。

## 保存方法

紫米的储存方法跟普通大米差不多，可将其放入干燥且密封效果比较好的容器内，像米缸、不锈钢容器，密封后放置于阴凉通风的常温下保存即可。

## 健脾养肾，调理肠胃

　　小麦原产于波斯，是人类种植最早的农作物之一，也是世界上分布最广的粮食作物，其播种面积居粮食作物之首，在中国已经有 5000 多年的种植历史。小麦按播种季节的不同可分为春小麦和冬小麦，按颜色可为白小麦、红小麦和花小麦，按麦粒的粒质分为硬小麦和软小麦。

**成熟期：**
小麦成熟期为5月至9月。

**每100g小麦含有：**

| | |
|---|---|
| 热量 | 1416kJ |
| 淀粉 | 75.2g |
| 脂肪 | 1.3g |
| 蛋白质 | 11.9g |
| 膳食纤维 | 10.8g |
| 维生素E | 1.82mg |
| 烟酸 | 4mg |
| 镁 | 4mg |
| 钙 | 34mg |
| 钾 | 289mg |
| 磷 | 325mg |
| 钠 | 6.8mg |

性味：性微寒，味甘

适宜人群：高血压、冠心病、糖尿病患者

小麦麸
消肿化瘀，防治痈疮溃烂

谷物养生馆

---

**膳食专家说**

　　小麦营养丰富，但不能食用过多，一般每次进食量为100g 左右为宜。
　　心悸、失眠多梦及情绪暴躁不安者宜食小麦。

小麦 ＋ 红米 ＋ 粳米 ＋ 红薯 ＋ 冰糖 ▶ 熬粥，可健脾消食、益气补虚。

小麦 ＋ 玉米 ＋ 红枣 ＋ 高粱米 ＋ 小米 ▶ 熬粥，可养脾胃、补气血。

小麦 ＋ 荞麦 ＋ 糙米 ＋ 高粱米 ＋ 黄豆 ▶ 熬粥，可清肠胃、排毒素。

小麦 ＋ 甘草 ＋ 瘦肉 ＋ 红枣 ＋ 西蓝花 ▶ 熬粥，可益气、养血、安神。

一般来讲，存放时间适当长一些的小麦磨出的面粉比新小麦磨出的面粉品质好，我国民间很早就有"麦吃陈，米吃新"的说法。小麦与大米搭配食用能更好地发挥其营养价值，达到优势互补、均衡营养的效果。

将小麦磨成面粉之后，可以用来制作面包、面条、馒头、蛋糕、烧饼、饺子、包子、馄饨、蛋卷、馕等食物，将小麦发酵后可制成酒。

## 养生指南

小麦是世界上种植范围最广、食用人数最多、营养价值最丰富的粮食作物之一，被称为"世界性的粮食"。

小麦不仅具有很高的食用价值，还可入药，其性凉、味甘，入心、脾、肾经。《本草纲目》中记载，小麦"陈者煎汤饮，止虚汗"；《本草纲目拾遗》又说小麦面"补虚实人肤体，厚肠胃，强气力"；《本草再新》将小麦的药用功能归纳为养心、益肾、和血、健脾四种；《医林纂要》则将其功效概括为除烦、止血、利小便、润肺燥四种。

小麦中含有丰富的膳食纤维，可以调理肠胃，促进大肠蠕动，提高肠胃的消化功能，经常食用小麦，可以降低患结肠癌的概率。

小麦中含有淀粉、蛋白质、卵磷脂、磷、铁和维生素等多种营养素，有助于保护人体神经系统的正常功能，还有助于增强记忆力。

小麦中的不可溶性膳食纤维有助于人体排毒，能起到减肥瘦身的作用。

## 选购方法

购买小麦时，要选择籽粒饱满、大小均匀、颜色鲜艳而富有光泽、比较干燥而且不含任何杂质和虫蛀的优质小麦。

购买面粉时，要看、闻、握、尝。优质面粉呈微黄色或黄白色，有淡淡的麦香味，紧握面粉时不易成团，尝起来香甜可口。

## 保存方法

小麦的保存方法一般是将其晒干后，趁温度高立即装包，密封后放置于低温干燥处储藏。

盛夏高温季节要注意防虫；秋季天气转凉后要积极通风，揭盖降温散湿。

## 食疗小偏方

### 治小便淋沥：

小麦 35g，通草 12g。先将小麦和通草用清水冲洗干净，沥干水分；在汤锅中加入适量的清水，置于火上，将小麦和通草倒入，先用大火煮沸，再转小火煎煮。煮好之后取汤汁饮用。

### 治脏躁：

小麦 60g，红枣 25g，甘草 10g。将小麦、甘草和红枣分别冲洗干净，沥干水分，红枣去核；锅中加入适量的清水，然后将所有材料放入，先用大火煮沸，再转小火煎煮。煮好之后取汤汁饮用。

# 刀切馒头

**材料:**

面粉500g,干酵母5g,水250mL。

**制作方法:**

1. 把面粉倒进盆中,洒入酵母和水,揉搓成面团,用干净的湿布盖住,发酵45分钟左右。
2. 在面板上撒一层干面粉,将面团揉成长条,切成均匀的馒头状,再次发酵10分钟。将馒头入锅蒸20分钟左右,关火,再等5~10分钟即可出锅。

# 家常素面

**材料:**

面粉300g,胡萝卜50g,葱半棵,盐5g,香油5mL。

**制作方法:**

1. 将面粉加水揉成面团,然后擀成薄饼状,折叠后再次擀薄,反复数次。
2. 薄面饼折叠,切成面条,撒上干面粉并用手抓散;胡萝卜洗净、切丝;葱洗净、切圈。
3. 锅中加水煮沸,放入面条,换小火继续煮5~10分钟,加胡萝卜丝、葱花及调料调味即可。

# 农家菜烙馍

**材料:**

面粉450g,青椒2个,鸡蛋3个,韭菜200g,水250mL,盐3g,香油5mL。

**制作方法:**

1. 将面粉加水、酵母,揉成面团,发酵后搓成长条,均匀地切成小段,擀成薄薄的饼状。
2. 将青椒、韭菜洗净剁碎,打入鸡蛋,加入调料搅匀;用擀好的薄饼包馅捏成饺子状,入锅烤熟即可。

# 手抓饼

**材料:**

面粉200g,猪油15g,油10mL,盐5g。

**制作方法:**

1. 面粉加水搅拌,加入猪油、盐,揉成面团。
2. 将面团拉长、擀薄,涂上油,对折,再拉长,卷成螺旋状,涂油。放置半小时后,压扁,擀成薄饼。
3. 取平底锅,刷油,油热时放入面饼,两面焙黄后取出,轻轻拍打面饼,使其松散即可。

# 大麦

## 调理肠胃，益气宽中

　　大麦在我国已经有几千年的食用历史了，现在是世界第五大耕作谷物，起源于青藏高原。大麦多用于酿酒，传统的啤酒和威士忌的主要原料就是大麦芽。大麦含有丰富的淀粉、蛋白质、钙、磷等营养成分。

**成熟期：**
大麦成熟期为4月至5月。

**每100g大麦含有：**

| | |
|---|---|
| 热量 | 1367kJ |
| 淀粉 | 73.3g |
| 脂肪 | 1.4g |
| 蛋白质 | 10.2g |
| 膳食纤维 | 9.9g |
| 维生素E | 1.23mg |
| 烟酸 | 3.9mg |
| 镁 | 158mg |
| 钙 | 66mg |
| 钾 | 49mg |
| 磷 | 381mg |
| 铁 | 6.4mg |

性味：性凉，味甘

大麦秆
消肿、化瘀、利湿

适宜人群：胃气虚弱、消化不良者

---

**膳食专家说**

　　大麦炒香之后，应充分晒干再煮茶，这样口感更好。炒熟之后的大麦性温热，热性体质的人不宜食用，以免加重内热症状。
　　大麦芽不宜经常食用，怀孕或哺乳期的女性应忌食。

大麦 ＋ 香米 ＋ 玉米 ＋ 南瓜 ＋ 香油 ▶ 熬粥食用，可养心脑。

大麦 ＋ 糙米 ＋ 胡萝卜 ＋ 菠菜 ＋ 虾皮 ▶ 熬粥食用，可补血、养肝、清肠胃。

大麦 ＋ 粳米 ＋ 薏米 ＋ 绿豆 ＋ 红枣 ▶ 熬粥食用，可健脾胃、清热解毒。

大麦 ＋ 燕麦 ＋ 荞麦 ＋ 粳米 ＋ 红枣 ▶ 熬粥食用，可通便、养颜。

## 食用方法

大麦可以制成大麦茶饮用，是盛夏消暑的佳品，也可以磨成面粉，用来制作饼、馒头或布丁等甜点。大麦粉不仅可以增加汤和酱汁的黏稠度，还能增加各种食物的甜味。

大麦可以和大米搭配煮粥、煮饭，还可以做成麦片，或者搭配糯米粉做麦片糕，还可以与其他食材合理搭配，用来做汤和炖菜。因为大麦有丰富的膳食纤维，所以还能为混合的沙拉增加风味。

## 养生指南

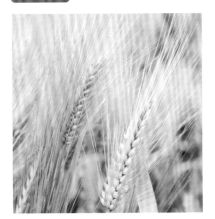

大麦不仅具有很高的食用价值，还可以用来制作麦芽糖。大麦芽是酿造啤酒的主要原料，也是生产蒸馏饮料的重要原料。

长江和黄河流域的人们习惯用大麦熬粥或与大米搭配在一起蒸饭。大麦仁还是传统的营养美食"八宝粥"中不可或缺的原料。大麦中 $\beta$ - 葡聚糖和可溶性纤维的含量都要高于小麦，是公认的保健食品。另外，大麦茶是深受朝鲜族人民喜爱的饮料。

大麦中的维生素 E，可以促进血液循环，加强人体正常的新陈代谢，对防止老化、保护皮肤有很好的作用。此外，用炒过的大麦泡的茶即为大麦茶，是夏天很好的消暑饮品。

大麦中含有的膳食纤维属于可溶性膳食纤维，可以促进大肠蠕动，预防便秘。大麦中的蛋白质和维生素还可以辅助调理肠胃。

大麦中含有丰富的膳食纤维，可以帮助血液消除附在血管壁上的胆固醇，从而平衡血脂，血脂比较高的人可以适量食用。

## 选购方法

优质大麦籽粒扁平，两端尖中间宽，粒粒饱满，大小均匀，放在鼻子边，会闻到淡淡的坚果香味。

如果购买大麦茶，就要挑选粒饱、夯实且表面没有明显褪色或破裂的。一般袋装的大麦茶都是经过精心挑选的，品质优良，味道香浓，其中的营养成分能够充分保留。

## 保存方法

一般把大麦放入陶瓷罐或米缸中，密封后放置于阴凉干燥的地方保存，可以在米缸中放入蒜或者炭块，可以有效地预防生虫、霉变。

## 食疗小偏方

**治腹胀：**

大麦仁 30g，苹果半个，羊肉 20g。将羊肉用清水冲洗干净后，剁成肉末，再用沸水氽烫一下；把苹果洗净后去皮切成丁，大麦仁用水冲洗干净；取出汤锅，加入适量的清水，放入所有材料，煮成粥即可。

**治小儿疳积：**

大麦 50g，红糖 8g。将大麦冲洗干净后，放入清水充分浸泡，然后取出沥干水分，将其压碎；取出汤锅，加适量的水，倒入压碎的大麦，煮粥，将熟时加入红糖搅匀即可。每天服用 2 次。

## 芝麻烧饼

**材料:**

大麦面粉300g,酵母10g,白芝麻50g,苏打粉15g,酱油、酥油各8mL。

**制作方法:**

❶ 酵母入水搅匀,泡10分钟;面粉入盆,分次淋入酵母水,搅匀,揉成面团,发酵1小时。

❷ 稀释苏打粉,用手蘸苏打水将面团揉成长条,切小块,擀薄,涂酥油后包起来,擀成圆饼。

❸ 面饼上涂酱油,撒白芝麻;锅中涂油,烧热,将面饼贴在锅底烙熟即可。

## 牛肉煎包

**材料:**

葱1棵,大麦面粉500g,牛肉350g,粉条100g,姜20g,酱油10mL,油5mL,盐5g,鸡蛋3个。

**制作方法:**

❶ 面粉加水揉成面团,发酵后揉成长条,切成小块,擀成略厚的包子皮;牛肉、粉条、葱、姜洗净剁碎,放在一起搅拌均匀,加入酱油、盐等调料拌馅。

❷ 将馅料包入包子皮,做成生煎包坯;锅中倒油,将包子入锅煎熟,将鸡蛋打散后淋入,煎至金黄即可。

## 香椿鸡蛋饼

**材料:**

大麦面粉300g,香椿100g,鸡蛋4个,葱1棵,油10mL,盐、五香粉各5g。

**制作方法:**

❶ 面粉加水揉成面团,擀薄饼;鸡蛋打散,加调料调匀;香椿洗净焯水后捞出、切末;葱洗净切末。

❷ 香椿末、葱末、蛋液搅匀,铺饼上,盖上另外一张饼。

❸ 锅中加油烧热,放入饼,轻按并转动,使饼的表面呈金黄色,翻面稍加热即可。

## 家常饸饹面

**材料:**

大麦面条200g,猪肉50g,鸡蛋2个,葱半棵,青椒1个,红椒1个,辣椒油、油各10mL。

**制作方法:**

❶ 猪肉洗净、切丝;葱、青椒、红椒洗净,切圈;鸡蛋磕入碗中,用打蛋器打散,备用。

❷ 油锅烧热,倒入葱、青椒、红椒圈爆香,放入猪肉丝翻炒几下,加适量清水煮开,放入面条,煮沸后淋入鸡蛋液和辣椒油即可。

青稞

## 降压降脂，健胃防癌

青稞是大麦中较为独特的一种，属于早熟性粮食作物，它的耐寒性特别好，尤其适合青藏高原寒冷的气候。青稞是藏族人非常喜爱的粮食作物，不仅可以食用，而且用青稞酿制的青稞酒也是藏族人们生活中必不可少的饮品，在欢度节日和招待贵客的时候，青稞酒也作为上品被用来待客。

**成熟期：**
青稞成熟期为9月至10月。

**每100g青稞含有：**

| | |
| --- | --- |
| 热量 | 1432kJ |
| 淀粉 | 75g |
| 脂肪 | 1.5g |
| 蛋白质 | 8.1g |
| 膳食纤维 | 1.8g |
| 维生素E | 0.96mg |
| 烟酸 | 6.7mg |
| 镁 | 65mg |
| 钙 | 113mg |
| 钾 | 644mg |
| 磷 | 405mg |
| 钠 | 77mg |

谷物养生馆

性味：性凉，味咸

青稞壳
清肠胃，排毒素

适宜人群：脾胃虚弱、倦怠无力、腹泻便溏者

**膳食专家说**

脾胃气虚、腹泻便溏、高血压及心脑血管疾病患者可以适量食用青稞，有一定的食疗功效。
青稞不宜食用过多，以免出现腹痛、腹胀的症状。青稞不容易熟，煮粥时应多煮一会儿。

青稞 + 板栗 + 糙米 + 高粱米 + 紫米 ▶ 熬粥食用，可抗衰老、助消化。

青稞 + 红薯 + 香米 + 黑米 + 盐 ▶ 熬粥食用，可利肠通便、养脾益气。

青稞 + 芋头 + 糙米 + 大麦 + 香米 ▶ 熬粥食用，可补脾胃、清热理气。

青稞 + 薏米 + 红米 + 黑米 + 绿豆 ▶ 熬粥食用，可排毒、养颜。

青稞可以作为主食直接煮饭，也可以磨成粉，与小麦粉搭配制作青稞馒头。

将青稞炒熟之后磨成粉，可用酥油茶搅拌均匀后食用，也可以与豌豆搭配制作糌粑。吃糌粑时可以在碗中倒一些奶茶，再放入适量的酥油、炒面、曲拉、糖等，然后用手指搅拌均匀，捏成小饭团食用，口感独特。每天适量地饮用一些用青稞酿制的青稞酒，能活血化瘀、健胃养神，有很好的养生保健效果。

**养生指南**

青稞，禾本科大麦属，因其壳分、籽露，被人们称为裸大麦、元麦、米大麦。主要在中国西藏、青海、四川、云南等地种植，是制作藏族人民的主食、西藏四宝之首糌粑的主要原料。目前，青稞已经从物质文化领域延伸到精神文化领域，在青藏高原逐渐形成了富有民族特色、内涵丰富的青稞文化。

在世界上麦类作物中，青稞中的 $\beta$ - 葡聚糖的含量是最高的。《本草拾遗》论述青稞有"下气宽中、壮精益力、除湿发汗、止泻"等功效。

青稞中含有 $\beta$ - 葡聚糖，它可以通过减少肠道黏膜与致癌物质的接触时间来预防结肠癌，还有助于降低血脂、血糖，降低血液中的胆固醇水平，从而防治糖尿病和心血管疾病。

青稞富含膳食纤维，并且大多数属于可溶性膳食纤维。膳食纤维有助于清理肠道，有排出毒素的作用，被誉为"消化系统的清道夫"。因此，食用青稞有滋养脾胃的作用。

青稞中含有硫胺素、烟酸、维生素E 等营养成分，经常食用有助于促进人体发育。

**选购方法**

优质的青稞一般籽粒长 6~9mm、宽2~3mm，而且籽粒饱满、表面光滑。所以在购买青稞时，首先要看外观，应当选择籽粒长而饱满、大小均匀的，然后试手感，若有黏腻或潮湿现象说明存放的时间过长。

**保存方法**

把青稞放入袋子中密封起来，放置于阴凉通风的地方保存即可。如果气候比较潮湿，可以将青稞放进不锈钢容器或者米缸中，最好先在米缸底部撒一层干燥的石灰粉，在上面铺好薄膜，然后再倒入青稞，将口盖严，放在通风的地方进行保存。

**食疗小偏方**

治感冒：

青稞 30g，姜 5g。将青稞用清水冲洗一下，沥干水分备用；把姜洗干净之后，去皮切成丁；在汤锅中加入适量清水，置于火上，倒入青稞和姜丁，先用大火煮沸，然后转用小火熬制即可食用。

治腹泻：

青稞面 30g。取出炒锅或者平底锅，将青稞面倒入锅中，翻炒至熟，取出备用；取出汤锅置于火上，先加入适量的清水，然后倒入青稞面，搅拌均匀，熬成粥即可食用。每天食用 2 次。

# 时蔬拌面

**材料:**

青稞面条300g, 蒜黄50g, 青菜2棵, 油10mL, 红油2匙, 盐3g, 鸡精2g。

**制作方法:**

❶ 青稞面条入锅煮熟, 捞出过凉水。

❷ 蒜黄、青菜洗净切段; 锅中倒油, 将上述材料全部倒入翻炒至熟, 加盐和鸡精调味备用。

❸ 面条与蔬菜一起拌匀, 加红油调味即可。

# 萝卜丝酥饼

**材料:**

青稞粉200g, 胡萝卜1根, 白芝麻15g, 鸡蛋2个, 葱1棵, 姜3片, 香油5mL。

**制作方法:**

❶ 胡萝卜洗净切丝, 葱、姜洗净切末, 打入鸡蛋, 调成馅料。

❷ 青稞粉和面, 擀成薄皮。

❸ 用面皮包馅, 压成饼状, 上面刷香油, 撒上白芝麻, 放入烤箱烤制20分钟即可。

# 茄汁面

**材料:**

青稞面条200g, 西红柿2个, 香菇、黄豆芽各30g, 盐5g, 酱油5mL, 油10mL。

**制作方法:**

❶ 西红柿洗净, 切块; 香菇切丁; 黄豆芽洗净; 油锅烧热, 把西红柿块放入, 炒成西红柿酱。

❷ 在西红柿酱中加水, 倒入香菇丁、黄豆芽, 烧开。

❸ 将青稞面条倒入, 大火煮沸, 加入盐、酱油, 换小火煮熟即可。

# 香肠青稞炒面

**材料:**

青稞面条300g, 香肠2根, 洋葱、青椒各1个, 姜5g, 盐4g, 油10mL。

**制作方法:**

❶ 锅中倒水, 大火煮沸后放入青稞面条, 煮熟捞出, 放入冷水浸泡。

❷ 洋葱洗净去皮, 切块; 青椒洗净切圈; 姜洗净切成碎末。

❸ 锅中倒油, 油热时放入洋葱块、姜末爆香, 再倒入青椒圈、香肠翻炒几下, 将青稞面条倒入, 加盐翻炒至熟即可。

# 荞麦

## 健胃消食，减肥降脂

荞麦是一种草本植物，在《神农书》中被列为八谷之一，有甜荞、苦荞、翅荞和米荞四个品种。随着人们保健意识的不断提高，荞麦食品也越来越受人们的重视，日本人把荞麦视为最理想的降压食品。因其富含营养和特殊的健康成分，颇受人们推崇，被称为健康主食、理想的保健食品。

**成熟期：**
荞麦成熟期为8月至9月。

**每100g荞麦含有：**

| | |
|---|---|
| 热量 | 1410kJ |
| 淀粉 | 73g |
| 蛋白质 | 9.3g |
| 膳食纤维 | 13.3g |
| 硫胺素 | 0.24mg |
| 烟酸 | 1.3mg |
| 镁 | 193mg |
| 钙 | 154mg |
| 钾 | 439mg |
| 铁 | 10.1mg |
| 磷 | 296mg |
| 钠 | 4mg |

荞麦叶
止血止痛，聪耳明目

性味：性凉，味甘

荞麦壳
清肝明目

适宜人群：高血压、冠心病、糖尿病患者

---

**膳食专家说**

荞麦性凉，脾胃虚寒或者经常有腹泻症状的人不适合食用荞麦。

荞麦不能一次性食用过多，否则易造成消化不良。

荞麦含有较多蛋白质及其他一些致敏物质，过敏体质的人慎食。

荞麦 + 红米 + 燕麦 + 南瓜 + 冰糖 ▶ 熬粥食用，可清肠、瘦身、强体质。

荞麦 + 薏米 + 红枣 + 荸荠 + 红糖 ▶ 熬粥食用，可清热健脾、补血养颜。

荞麦 + 黑豆 + 黑米 + 黑芝麻 + 白糖 ▶ 熬粥食用，可养心、补血、补肾。

荞麦 + 绿豆 + 燕麦 + 竹叶 + 红糖 ▶ 熬粥食用，可清心利尿、软化血管。

## 食用方法

　　荞麦可以加工成荞麦面粉，也可以煮粥、做饭，还能用来制作糕点或者面条、凉粉食用，再佐以麻酱或羊肉汤同食，口感独特，让人回味无穷。

　　将荞麦去壳之后可以直接烧制成荞麦米饭，也可以做麦片和一些糖果的原料。

　　荞麦的嫩叶可以泡茶饮用，还能当作蔬菜炒食或作为其他炒菜、粥汤的配料。而荞麦苗则可作为蔬菜搭配肉类炒食，味道十分鲜美。

## 养生指南

　　荞麦有健脾胃、消积食之功效。《食疗本草》记述荞麦能"实肠胃，益气力，续精神"；《随息居饮食谱》说其能"开胃宽肠，益气力，御风寒"。

　　荞麦中含有丰富的维生素P，有保护血管的作用，能促进细胞增长、调节血脂、增加血流量，因而荞麦有降血脂、降血糖、保护视力、软化血管的功效。

　　荞麦含有烟酸，能够促进机体的新陈代谢，增强机体解毒能力，还能扩张血管和降低血清胆固醇水平。

　　荞麦富含镁和维生素P，能扩张血管，抑制凝血块的形成，具有抗栓塞的作用，也有利于降低血清胆固醇水平、软化血管、保护视力及预防脑血管出血。

　　荞麦中含有丰富的铁元素，能有效地防治缺铁性贫血。此外，荞麦含有的黄酮类物质，也具有抗菌、消炎、抗氧化的作用。

## 选购方法

　　选购荞麦的时候，应该先观察它的外表，荞麦的形状一般为三角形，而且其种皮十分坚硬，表皮的颜色多呈深褐色或者黑色，如果荞麦的颗粒表面色泽光亮、大小匀称，则是优质的荞麦；还要闻一闻荞麦的味道，如果有异味，则是存放时间过长的陈荞麦。

## 保存方法

　　荞麦通常放置于干燥通风的环境中，常温保存即可，但要注意防虫、防潮。新鲜的荞麦可先晾干，然后放入袋子、米缸或者不锈钢容器中密封起来，置于阴凉干燥处保存即可。

## 食疗小偏方

### 治食积腹胀：

　　荞麦20g，莱菔子15g，隔山撬40g。将荞麦、莱菔子和隔山撬三种食材用清水冲洗干净后，放入锅中炒干，研成粉末即可。服用时以温水送服，每次10g为宜。

### 治咳嗽、气喘：

　　荞麦30g，黄瓜50g，胡萝卜15g，瘦肉丝20g，盐5g。把荞麦和瘦肉丝用清水冲洗干净，将瘦肉丝氽水后捞出，胡萝卜和黄瓜切成丁；然后将所有材料放入汤锅，加水熬制成粥，将熟的时候再根据个人口味放入适量的盐调匀即可。

# 凉拌荞麦面

**材料:**

荞麦面条250g，红椒1个，葱半棵，姜3片，熟白芝麻20g，辣椒酱10g，酱油、白醋、油各10mL。

**制作方法:**

❶ 锅中加水烧开，放荞麦面条，煮熟捞出过凉；把葱、红椒洗净，斜切成片；姜洗净、切末。

❷ 锅中倒油，放入葱片、姜、红椒片爆香，倒在煮好的荞麦面条上，再加入辣椒酱、酱油、白醋，撒上熟芝麻，搅拌均匀即可食用。

# 荞麦蒸饺

**材料:**

葱1棵，荞麦面粉300g，猪肉200g，盐5g，香油5mL，白糖5g，胡椒粉5g，酱油、油各10mL。

**制作方法:**

❶ 用荞麦面粉和成面团，切成小块，擀成饺子皮备用；猪肉洗净，剁成肉末；葱洗净，切末，撒在猪肉末上，加调料，搅拌均匀。

❷ 用饺子皮包裹适量的饺子馅，捏成饺子，入锅蒸熟即可食用。

# 荞麦菜饼

**材料:**

荞麦面粉150g，普通面粉100g，虾皮10g，鸡蛋2个，粉条30g，包菜100g，盐3g，香油5mL，胡椒粉2g，油30mL。

**制作方法:**

❶ 两种面粉用温水搅匀，揉成面团，切块，擀成饼皮；将粉条、包菜、虾皮整理干净切碎；鸡蛋炒熟切碎；所有食材放在一起做成馅料。

❷ 用饼皮裹馅做饼，入油锅煎至金黄色即可。

# 农家荞麦面

**材料:**

荞麦面条200g，红椒丝5g，荆芥20g，葱半棵，蒜黄20g，熟白芝麻30g，辣椒酱、香菜各10g，醋10mL。

**制作方法:**

❶ 将荆芥、葱、蒜黄、香菜分别洗净，并把葱切末、蒜黄切段、香菜撕碎。

❷ 锅中加水，水开后将荞麦面条煮熟捞出。

❸ 把荆芥、蒜黄段、香菜碎、熟白芝麻、红椒丝、葱末撒在上面，加调料拌匀即可。

燕麦

## 健脾和胃，润肠通便

　　燕麦即中国的莜麦，一般称作油麦、玉麦，在我国有着很悠久的种植历史。燕麦可分为皮燕麦和裸燕麦两种，我国种植的主要是裸燕麦。燕麦富含膳食纤维，能促进肠胃蠕动，利于排便。它热量低，升糖指数低，有利于降脂降糖。

**成熟期：**
燕麦成熟期为5月至6月。

**每100g燕麦含有：**

| | |
|---|---|
| 热量 | 1433kJ |
| 淀粉 | 77.4g |
| 脂肪 | 0.2g |
| 蛋白质 | 10.1g |
| 膳食纤维 | 6.0g |
| 维生素E | 0.91mg |
| 镁 | 116mg |
| 钙 | 58mg |
| 钾 | 356mg |
| 磷 | 342mg |
| 铁 | 2.9mg |

谷物养生馆

性味：性平，味甘

燕麦秆
润肠通便，排毒美容

适宜人群：便秘、糖尿病、脂肪肝、高血压、高血脂、动脉硬化患者

### 膳食专家说

　　燕麦对人体有一定的滋养作用，但是肠道比较敏感的人不宜食用太多，否则容易导致胀气、胃痛。

　　上班族经常坐着很容易出现肥胖，平时可以适量地食用燕麦粥，以促进胃肠蠕动。

燕麦 + 鸡蛋 + 黄豆 + 牛奶 + 红糖 ▶ 熬粥食用，可美容、养颜、防衰老。

燕麦 + 南瓜 + 枸杞子 + 牛奶 + 白糖 ▶ 熬粥食用，可养肝胃、增免疫。

燕麦 + 白萝卜 + 虾干 + 姜 + 葱 ▶ 熬粥食用，可补钙、消食、强体质。

燕麦 + 蘑菇 + 上海青 + 蒜 + 盐 ▶ 熬粥食用，可促排毒、通便。

　　燕麦的吃法有很多种，最常见的就是直接煮成粥食用。在煮燕麦粥的时候，还可以与小米、南瓜、山药、香蕉等一些食材和药材合理搭配，不仅能使营养更加丰富，还能使味道更加鲜美，并有一定的抗病、养生效果。

　　经过现代技术加工，燕麦还可以被做成饼干、燕麦片、燕麦面包等糕点，食用起来更加方便，口味也更为丰富，其中的营养成分也更容易被人体吸收，适合各种人群食用。

　　燕麦不仅具有天然的保健功能，还是备受人们青睐的美容佳品。古代人常用燕麦或用燕麦水进行沐浴的方法来防治皮肤干燥、瘙痒。

　　燕麦中含有的 $\beta$-葡聚糖能修复受损皮肤；燕麦中的多肽和氨基酸能为皮肤细胞补充营养，达到润肤、促进皮肤组织生长发育的功效，还具有增强发质的效果；燕麦中富含以不饱和脂肪酸为主的油脂，有润肤养颜的作用；燕麦中还含有抗氧化成分，能抑制皮肤中黑色素的生成，使色斑逐渐淡化。

　　燕麦中含有膳食纤维，能促进大肠蠕动，清除肠道垃圾，保护肠胃。燕麦中的亚油酸对防治脂肪肝、糖尿病、便秘有辅助作用，适合肝病患者和中老年人食用。

　　燕麦中的燕麦蛋白、燕麦油等成分有抗氧化的作用，有助于提高肌肤细胞的活性，延缓衰老，还可以减少皱纹和黑色素沉淀，经常食用燕麦有美白润肤的作用。

　　燕麦中的 B 族维生素和锌对糖类、脂肪类的代谢都具有调节作用。它还含有多种矿物质，有助于预防骨质疏松症，促进伤口愈合。

　　燕麦粒的表面都有一层谷糠，有保护淀粉质的内胚乳及胚胎的作用。如果发现谷糠破损或脱落，说明燕麦已经变质。

　　麦片并不等于燕麦片，在挑选燕麦的时候，一定要看看其中的膳食纤维的含量，一般燕麦片的膳食纤维含量都在6%~10%。

　　保存燕麦的时候，要将其装入袋中，并密封起来，置于冰箱冷藏。

　　如果是散装的燕麦片，要放入不锈钢容器或塑料瓶罐中密封起来，要注意防潮、防虫，存放时间不宜过长。

**改善动脉粥样硬化：**

　　燕麦片 80g，玉竹10g，蜂蜜 5g。将玉竹用冷水泡发，放到沸水中煮 20 分钟左右，取汁备用；再次用清水煮玉竹，将两次的药汁合在一起，放入燕麦片，煮成粥，食用时调入蜂蜜即可。

**改善糖尿病、高脂血症：**

　　燕麦、大米各 40g，盐5g。将燕麦和大米用清水冲洗干净后，沥干水分；取出汤锅，加入适量的水，将全部材料倒入，先用大火煮沸，再转小火熬粥。每天作为主食食用。

# 芝麻燕麦豆浆

**材料：**

燕麦、黄豆各50g，熟白芝麻30g，白糖10g。

**制作方法：**

❶ 将黄豆放入水中浸泡6~8小时，然后捞出沥干备用；把燕麦放入水中浸泡30分钟左右，取出沥干水分。

❷ 熟白芝麻磨粉；将黄豆、燕麦放入豆浆机打成豆浆，滤渣，取豆浆，加入白芝麻粉、白糖调味即可。

# 红薯燕麦粥

**材料：**

燕麦片150g，牛奶300mL，红薯、南瓜各50g，花生仁30g。

**制作方法：**

❶ 将南瓜、红薯洗净入锅蒸熟，取出去皮，切成块备用；把花生仁放入温水浸泡30分钟左右，捞出并沥干水分。

❷ 锅中倒入少量清水，放入花生仁和燕麦片，煮沸后，加入红薯块、南瓜块，换小火继续煮至黏稠。将熟时加入牛奶即可。

谷物养生馆

# 蛋奶燕麦粥

**材料：**

燕麦100g，鲜牛奶300mL，鸡蛋1个，玉米仁50g。

**制作方法：**

❶ 把鸡蛋磕入碗中，用打蛋器打散。

❷ 锅中加清水大火煮沸，倒入玉米仁和燕麦煮烂。

❸ 加入鸡蛋液迅速划散，搅拌均匀，换小火煮至黏稠时，加入鲜牛奶即可。

# 牛奶燕麦玫瑰饮

**材料：**

燕麦100g，牛奶200mL，玫瑰花3朵，冰糖5g。

**制作方法：**

❶ 将玫瑰花和燕麦用清水冲洗干净，泡茶备用。

❷ 锅中加水，煮沸，加牛奶，再煮沸，将燕麦倒入，搅拌均匀，换小火煮；等燕麦煮开后，倒入冰糖，搅匀，小火煮。将熟时放入玫瑰花即可。

# 小米

## 健脾益肾，和胃安神

小米原名粟，原产于中国北方黄河流域，是中国古代的主要粮食作物，所以夏代和商代属于"粟文化"。小米品种繁多，有白、红、黄、黑、橙、紫各种颜色的小米，俗称"粟有五彩"。中国最早的酒也是用小米酿造的。小米营养价值很高，它不仅供食用，还可入药，能清热滋阴，有补脾肾、利小便、治水泻等功效。其茎叶是牲畜的优等饲料，为骡、马所喜食；其谷糠是猪、鸡的良好饲料。

**成熟期：**
小米成熟期为9月至10月。

**每100g小米含有：**

| | |
|---|---|
| 热量 | 1511kJ |
| 淀粉 | 75.1g |
| 脂肪 | 3.1g |
| 蛋白质 | 9g |
| 膳食纤维 | 1.6g |
| 维生素E | 3.63mg |
| 烟酸 | 1.5mg |
| 镁 | 107mg |
| 钙 | 41mg |
| 钾 | 284mg |
| 磷 | 229mg |
| 钠 | 4.3mg |

性味：性凉，味甘

小米壳
润燥通便，可防治皮肤病

适宜人群：体虚、消化不良、口角生疮者

## 膳食专家说

在食用小米的时候，最好与一些豆类或肉类搭配。

小米虽然富含营养，但其蛋白质中的氨基酸组成不如大米，因此产后的妇女最好不要将小米作为主食食用，以免造成营养不良。

小米 + 青菜 + 海参 + 姜 + 葱 ▶ 熬粥食用，可补虚、健胃、防感冒。

小米 + 粳米 + 红枣 + 山药 + 冰糖 ▶ 熬粥食用，可养肝肾、健脾胃。

小米 + 粳米 + 南瓜 + 山药 + 枸杞子 ▶ 熬粥食用，可滋补养肝、明目安神。

小米 + 枸杞子 + 栀子 + 冰糖 + 盐 ▶ 熬粥食用，可清热、养肝、健胃。

## 食用方法

小米在清洗的时候，最好不要长时间浸泡，更不要摘掉小米蒂。因为小米植株较矮，果实嫩而多汁，易遭虫害，所以在其生长过程中经常喷洒农药。用自来水反复冲洗，能避免小米表面残留的农药渗入米中。将小米洗干净之后，再用清水浸泡几分钟，效果更好。

小米可蒸饭、煮粥，磨成粉后可单独或与其他面粉掺和制作饼、窝窝头、丝糕、发糕等。

## 养生指南

在我国北方，很多妇女在生育之后，都有用小米和红糖熬粥食用来调养身体的习惯。小米熬制而成的粥营养丰富，能滋补身体，有"代参汤"的美誉。

《名医别录》论述小米的功效时言其能益肾气，祛脾胃中热；李时珍也曾论述："粟（小米）之味咸淡，气寒下渗，肾之谷也，肾病易食之。降胃火，故脾胃之病宜食之。"

小米中含有17种氨基酸，其中有8种是人体必需的。氨基酸能促进人体褪黑素的分泌，进而起到美容、保健的作用。

小米富含淀粉，能有效地缓解精神压力。常食小米有助于改善失眠多梦的症状。小米中的B族维生素，有助于改善肤色，减少色斑的产生，延缓衰老。

小米属于粗粮食品，含有丰富的膳食纤维，有助于促进肠道的蠕动，提高肠胃的消化功能，缓解便秘，滋养脾胃。

## 选购方法

优质小米看起来颜色、米粒大小都很均匀，一般呈乳白色、黄色或金黄色，表面有光泽，很少有碎米，也没有米虫或杂质，闻起来有清香味，无异味。而劣质小米可有霉变、酸臭等不正常的气味，尝起来没有味道或有淡淡的苦涩味道。

## 保存方法

在储存小米的时候，应先将小米中的米糠和其他杂质筛选出来，再将小米晒干，放置于阴凉通风、比较干燥的地方保存。

储藏之后如发现吸湿、脱糠、发热现象，要及时地取出小米，除糠散热，以免发生霉变。

## 食疗小偏方

### 治心火旺盛：

小米250g，干莲子15g。将小米和干莲子用清水洗净，沥干水分后倒入汤锅中，然后加入适量的水置于火上，先用大火煮沸，再转小火熬制成粥即可。每天食用1次，可以根据个人口味加入适量的白糖。

### 治血虚：

干桂圆20g，小米80g，红糖10g。将小米和干桂圆用清水冲洗干净，沥干水分，然后放入汤锅中，加入适量的水，再用大火煮沸后转小火熬制成粥即可。空腹食用，食用时可以加入适量的红糖调味，每天2次。

# 南瓜桂圆小米粥

**材料：**

小米100g，糯米30g，南瓜200g，桂圆15粒。

**制作方法：**

❶ 将小米、糯米分别清洗干净，放到水中浸泡20分钟左右；将桂圆放到温水中泡软。

❷ 南瓜削皮，放到碗中隔水蒸熟，和成南瓜泥。

❸ 锅中倒水，放入小米、糯米，煮至黏稠，放入南瓜泥、桂圆，用小火焖煮20分钟即可。

# 小米酥饼

**材料：**

小米粉100g，低筋面粉250g，黄油150g，红糖50g，盐5g，苏打粉10g。

**制作方法：**

❶ 将黄油软化、搅拌，加入红糖和盐，用打蛋器打匀。

❷ 将小米粉、低筋面粉、苏打粉掺在一起，搅拌均匀，倒进打匀的黄油，同时用手搓成面团，切成小块，再用手掌压成圆饼，放入烤箱烤20分钟左右即可。

# 小米南瓜饼

**材料：**

南瓜150g，小米粉100g，小麦粉、糯米粉各50g，油30mL。

**制作方法：**

❶ 南瓜洗净去皮，切小块，放到锅中蒸熟备用。

❷ 将南瓜捣成泥，加小米粉、小麦粉、糯米粉搅拌均匀，揉成面团，切作小块，压成圆饼。锅中放少量的油，把圆饼煎至金黄色即可。

# 小米蛋奶粥

**材料：**

小米150g，牛奶300mL，鸡蛋1个，白糖15g。

**制作方法：**

❶ 将小米用清水冲洗干净，放入冷水中浸泡30分钟左右，捞出并沥干水分备用。

❷ 把鸡蛋打入碗中，用打蛋器打散，放在一旁。锅中加入1000mL冷水，将小米倒入，用大火煮沸，倒入牛奶，搅拌均匀，再将鸡蛋液淋入奶粥中，迅速搅散，放入白糖即可。

糜子

## 养胃益气，健脾润肺

糜子的生长期很短暂，比较耐干旱，是干旱、半干旱地区的主要粮食作物，有软糜子和硬糜子两大类。在全世界范围内，种植糜子的面积很广，俄罗斯、乌克兰和中国是种植面积比较大的国家。糜子中富含蛋白质、维生素和各类矿物质，具有很高的食用价值。

**成熟期：**
糜子成熟期为7月至9月。

**每100g糜子含有：**

| 项目 | 含量 |
| --- | --- |
| 热量 | 1404kJ |
| 淀粉 | 75.1g |
| 脂肪 | 0.6g |
| 蛋白质 | 10.6g |
| 膳食纤维 | 6.3g |
| 维生素E | 3.5mg |
| 烟酸 | 1.2mg |
| 镁 | 146mg |
| 钙 | 99mg |
| 钾 | 148mg |
| 磷 | 205mg |
| 铁 | 5mg |

性味：性平，味甘

糜子壳
润肺养胃，通利大便

糜子叶
清肝火，养脾胃

适宜人群：咳嗽、烦渴、脾胃虚弱、泄泻、胃痛者

谷物养生馆

---

**膳食专家说**

将糜子炒熟后，研成粉末，直接用沸水或者凉开水冲泡即可食用，既方便又营养。

可以直接用来熬粥食用，在制作汤品时，也可以加入少量的糜子，有助于提高营养价值。

| | | | | | |
| --- | --- | --- | --- | --- | --- |
| 糜子面 | + 鸡肉 | + 枸杞子 | + 姜 | + 葱 | ▶ 熬粥食用，可益气、补虚。 |
| 糜子面 | + 枸杞子 | + 芝麻 | + 花生 | + 盐 | ▶ 熬粥食用，可补虚、健脾胃。 |
| 糜子面 | + 小米 | + 红枣 | + 香油 | + 白糖 | ▶ 熬粥食用，可养颜、健脾、美容。 |
| 糜子面 | + 红枣 | + 枸杞子 | + 花生 | + 冰糖 | ▶ 熬粥食用，可养血益气、健运脾胃。 |

《名医别录》中记载："糜子入脾、胃经，有和中益气、凉血解暑的作用。主治脾胃虚弱、肺虚咳嗽、呃逆烦渴、泄泻、胃痛、烫伤等症。"这说明糜子能健脾养胃，适合脾胃虚弱和患有胃病的人食用。将糜子加工成糜子米后熬粥食用，有防治泄泻、肺结核低热及盗汗的效果。将糜子米炒熟，加入党参煎煮后代茶饮，适用于脾气虚所致食少、倦怠、无力者。

糜子中含有丰富的蛋白质、膳食纤维及磷、钾、镁、钙等矿物质。它含有除赖氨酸以外的其他氨基酸，若是能够与豆类搭配食用，可以大大提高其保健价值，对补养身体很有益。

## 美食

# 糜子蛋挞

**材料：**

糜子面粉300g，牛奶150mL，鸡蛋5个，白糖50g。

**制作方法：**

❶ 取少量糜子面粉，加入牛奶、白糖、鸡蛋黄，搅均。

❷ 将剩余的糜子面粉加水和面，擀成面饼，放入蛋挞模具中做蛋挞皮；将蛋挞液放入蛋挞皮，入烤箱烤熟即可。

# 奶香糜子饼

**材料：**

糜子面粉200g，红薯泥、奶粉各30g，蜂蜜10g。

**制作方法：**

❶ 糜子面粉加少量水，搅成面絮，再加入红薯泥、奶粉、蜂蜜揉成面团。

❷ 将面团分成小份，揉搓成馒头状，轻轻按扁，煎熟即可。

# 糜子酥

**材料：**

糜子面粉300g，食用油30mL，花生仁、白芝麻各30g，麦芽糖150g。

**制作方法：**

❶ 在糜子面粉中加水、麦芽糖以及少量的油和成面团，待其发酵后切作小块，擀成薄饼。

❷ 将花生仁擀成碎粒，白芝麻入锅焙熟。在面饼上涂麦芽糖，撒上花生碎、白芝麻，入锅炸至金黄色即可。

## 选购方法

选购糜子时，有大量不完整米粒者不要购买。如果发现糜子中有被虫蚀、带有斑点和表面变色、变质的米粒，多是存放时间较长的陈米，不宜购买。

## 保存方法

糜子一般在常温环境中保存即可。如果要长期存放，最好将糜子米装入袋子、不锈钢容器或米缸中密封起来，并放在阴凉、通风的地方。

如果是加工过的糜子，像脱皮糜子米、糜子面等，要装进保鲜袋密封起来，然后放入冰箱冷藏室。

高粱

谷物养生馆

## 温中健脾，涩肠止泻

　　高粱自古就被誉为"五谷之精""五谷之长"，是四大谷类作物之一，主要分布在亚洲、非洲和美洲。高粱的适应性和抗逆性比较强，因此现在种植区域很广，总产量仅次于小麦、水稻和玉米。高粱还能入药，单独或与其他食材、药材一起煎汤、煮粥食用，有温中、健脾养胃、涩肠止泻的作用。

**成熟期：**
高粱成熟期为9月至10月。

**每100g高粱含有：**

| 热量 | 1505kJ |
|---|---|
| 淀粉 | 74.7g |
| 脂肪 | 3.1g |
| 蛋白质 | 10.4g |
| 膳食纤维 | 4.3g |
| 维生素E | 1.88mg |
| 烟酸 | 1.6mg |
| 镁 | 129mg |
| 钙 | 22mg |
| 钾 | 281mg |
| 磷 | 329mg |
| 钠 | 6.3mg |

性味：性温，味甘

适宜人群：脾胃气虚、消化不良者

## 膳食专家说

　　糖尿病患者应忌食高粱，大便干结、便秘症状比较严重的人应尽量避免食用高粱。

　　高粱表层含有蜡质，会影响消化，所以加工高粱米的过程中，一定要将表层完全去除。

 高粱米 +  红薯 +  玉米 +  葡萄干 +  红糖 ▶ 熬粥食用，可通便、抗衰老。

高粱米 +  猪肚 +  莲子 +  胡椒 +  盐 ▶ 熬粥食用，可温中、健脾、益胃。

高粱米 +  紫薯 +  燕麦 +  小米 +  白糖 ▶ 熬粥食用，可补虚、健脾、助消化。

 高粱米 +  玉米 +  红枣 +  小米 +  红米 ▶ 熬粥食用，可补血益气、温中健胃。

　　高粱中含有丰富的膳食纤维和亚油酸，加工成高粱米或者高粱面之后，如果经常煮粥或做面食食用，有助于促进肠蠕动，提高肠胃的消化功能，起到健养肠胃的作用。患有慢性腹泻的人可以适量食用高粱米粥，有助于缓解腹泻、腹痛症状。

　　食用高粱可以有效地改善体虚，对腰背酸痛、更年期女性的痛经、青少年发育期间的神经痛等症状都有一定的缓解作用。

　　高粱中含有丰富的钙，对于正处在发育期的青少年比较适用，有助于促进其身体发育。

## 美食

### 高粱馒头

**材料：**

面粉150g，高粱面100g，酵母3g。

**制作方法：**

❶ 将面粉、高粱面倒入盆中，加入清水和酵母后拌匀，揉成面团。

❷ 将面团放在温暖处发酵，发酵后将面团分成小份，揉成馒头坯，放置10分钟后放入蒸笼中，蒸熟。

### 高粱面包

**材料：**

高筋面粉200g，高粱粉100g，酵母5g，黄油10g，白糖10g。

**制作方法：**

❶ 把高筋面粉、高粱粉、白糖倒入盆中，加入清水和酵母，拌匀，加入黄油，揉成面团。

❷ 将面团分成小份，将面团放入烤箱中，以170℃烤20分钟左右即可。

### 高粱烙饼

**材料：**

高粱粉200g，面粉100g，红糖80g，油20mL。

**制作方法：**

❶ 把高粱粉、面粉倒入盆中，加入清水，揉成面团。

❷ 把面团切段，擀成饼，加上红糖，重新揉成面团；面团做成薄一点的面饼；锅中放油置于火上，将面饼放入锅中，煎至两面金黄即可。

　　优质的高粱米一般表面呈乳白色，富有光泽，颗粒饱满、完整，大小均匀，不含杂质，且没有霉变迹象。选购高粱米的时候，可以取几粒高粱米放到鼻前闻一闻，如果有高粱特有的米香味就是优质高粱米。

　　如果是在湿热的夏季保存高粱米，要注意防潮防虫，最好将其装进米袋或米缸里面密封起来，放置于通风干燥处。

　　在储藏期间，如发现有虫蛀的痕迹，要及时挑出虫蛀的米粒，晾干后继续保存。

**成熟期：**
玉米成熟期为7月至9月。

**每100g玉米含有：**

| | |
|---|---|
| 热量 | 1457kJ |
| 淀粉 | 73g |
| 脂肪 | 3.8g |
| 蛋白质 | 8.7g |
| 膳食纤维 | 6.4g |
| 维生素E | 3.89mg |
| 烟酸 | 2.5mg |
| 镁 | 96mg |
| 钠 | 3.3mg |
| 钾 | 300mg |
| 磷 | 218mg |
| 铁 | 2.4mg |

玉米苞叶 ——
除烦、清心、安神

## 滋养肠胃，美容养颜

　　玉米是粗粮的一种，不仅是重要的粮食作物，也是重要的饲料来源。它原产于墨西哥，16世纪时传入我国，已经有400多年的种植历史，玉米的耐旱性比较强，现在全国各地都有种植，在粮食作物的产量中，玉米的总产量排第一。

性味：性平，味甘

玉米须
清热、利尿

谷物养生馆

适宜人群：肥胖症、脂肪肝患者，水肿、便秘、营养不良者

**膳食专家说**

　　虽然玉米营养丰富，但一次不可食用过多。
　　有腹胀、尿失禁症状的患者不宜食用玉米，以免加重病情。

玉米 + 排骨 + 胡萝卜 + 姜 + 蒜 ▶ 熬粥食用，可明目、润肠、健脾。

玉米 + 牛奶 + 芹菜 + 豌豆 + 盐 ▶ 熬粥食用，可助眠、安神、抗衰老。

玉米 + 猪肉 + 冬瓜 + 胡萝卜 + 盐 ▶ 熬粥食用，可消肿减肥、健脾益气。

玉米 + 粳米 + 香菇 + 胡萝卜 + 葱 ▶ 熬粥食用，可明目、助消化。

熟玉米的营养成分更容易被人体吸收。可以将新鲜的玉米单独清蒸，或将玉米粒和松子搭配炒食，还可以与其他食材合理搭配煮成粥食用。

将玉米磨成粉之后，可以用来蒸馒头、做糕点，也可以搭配一些肉食煲汤，味道鲜美，营养丰富。

玉米的胚芽中含有很多营养成分，吃玉米的时候，应当把玉米粒的胚尖一起吃掉。

## 养生指南

玉米营养丰富，味道香甜，经常食用还能防病治病，对人体有很大益处，是物美价廉的保健佳品。然而，玉米对人类的最大贡献并不是极高的营养价值和良好的养生功效，而是富含叶黄素和玉米黄质。叶黄素和玉米黄质是功能强大的抗氧化剂，能够保护眼睛，可预防老年性黄斑变性和白内障。所以，经常用眼的人群适宜经常食用黄玉米。

玉米中含有丰富的膳食纤维，能刺激肠胃蠕动，加速粪便排泄，提高肠胃功能，从而起到护肠健胃的作用。经常食用玉米，可以预防便秘、肠炎和肠癌。

玉米中有天然的维生素E，它可以滋润皮肤，促进血液循环，预防皮肤产生病变，延缓衰老，爱美的女士可以适量食用，不仅美容养颜，还能够起到健康瘦身的作用。

玉米油可降低人体血液中胆固醇的含量，预防高血压和冠心病的发生，还可防治脑功能衰退。据说中美洲印第安人不易患高血压就与他们以玉米为主食有关。

## 选购方法

购买玉米的时候，要选择包叶翠绿、玉米须呈褐色或者黑色且拿起来感觉比较重的，这样的玉米比较新鲜。

没有包叶的玉米，挑选时可以用手掐一下玉米粒，有浆且呈乳白色的玉米是鲜玉米，可用来清蒸或煮着吃，味道香甜。

## 保存方法

玉米受潮后容易发霉，所以应放置在阴凉干燥处进行保存。可以先将新鲜玉米外层的厚叶剥掉，只留2~3层柔软的内叶，不用择掉玉米须，直接装进塑料袋或裹上保鲜膜密封起来，放在冰箱的冷藏室进行保存。

## 食疗小偏方

**利水消肿：**
玉米须30g，白糖10g。将玉米须用清水冲洗干净，沥干水分；取汤锅置于火上，加入适量的清水，放入玉米须，先用大火煮沸，再转小火煎煮半个小时左右，煮好之后取汁饮用。饮用时调入适量的白糖。

**渗湿消疹：**
玉米面25g，白菜15g，冰糖5g。将白菜用清水冲洗干净之后，剁成碎末，然后放入沸水中，煮成菜泥；将玉米面倒入锅中，加入适量的水熬成粥，煮熟时将菜泥调入，再加入一些冰糖调味，煮成菜粥即可食用。

# 松仁玉米

**材料:**

玉米仁80g，青椒块、红椒块各10g，松子仁、豌豆各30g，盐、葱末各3克，油15mL。

**制作方法:**

❶ 将玉米仁、青椒块、红椒块、松子仁、豌豆洗净，锅中加水煮沸，放入豌豆和玉米仁煮熟捞出。

❷ 锅中倒油，葱末爆香，倒入玉米仁、豌豆，继续翻炒2~3分钟，加入盐搅匀，放入松子仁、青椒块、红椒块翻炒至熟即可。

# 营养素菜汤

**材料:**

玉米仁100g，胡萝卜、豆腐各50g，青菜30g，葱15g，鸡蛋1个，盐5g，香油3mL。

**制作方法:**

❶ 将胡萝卜洗净切丁，葱洗净切圈，青菜洗净切碎，豆腐切丁，鸡蛋打散。

❷ 锅中倒水，大火煮沸后，倒入玉米仁，再次煮沸，倒入胡萝卜丁、青菜碎、豆腐丁、葱花，换小火煮，将熟时倒入鸡蛋液，加入调料即可。

谷物养生馆

# 玉米饼

**材料:**

玉米粉100g，小麦粉、玉米仁各50g，胡萝卜30g，鸡蛋1个，盐5g，油20mL。

**制作方法:**

❶ 将玉米粉、小麦粉加水搅拌成稀面糊。

❷ 把胡萝卜切成丁，和玉米仁一起倒入盆中，将鸡蛋打散后放入，再加入盐搅匀，把面糊倒入，将所有食材搅匀。

❸ 油锅烧热，将拌好的面糊倒入，煎熟即可。

# 玉米鸡蛋羹

**材料:**

玉米碎粒100g，鸡蛋2个，冰糖15g。

**制作方法:**

❶ 将玉米碎粒清洗干净，鸡蛋用打蛋器打散。

❷ 在锅中加入适量清水，倒入玉米碎粒，煮沸后倒入鸡蛋液，换小火继续煮，加入冰糖调味即可。

# 芝麻

## 滋养脾胃，润燥除湿

芝麻是一种重要的油料作物，有黑芝麻和白芝麻两种。白芝麻多用来榨油或作为食材食用，而黑芝麻的药用效果更佳。不过，不管是白芝麻还是黑芝麻，都具有极高的营养价值。现代医学研究发现，芝麻中含有丰富的不饱和脂肪酸、蛋白质、钙等营养物质，对人体有很好的滋养作用。用芝麻加工而成的香油，更被视为烹调油中的珍品。

**成熟期：**
芝麻成熟期为5月至9月。

**每100g芝麻含有：**

| 热量 | 2244kJ |
| --- | --- |
| 脂肪 | 39.6g |
| 蛋白质 | 18.4g |
| 膳食纤维 | 9.8g |
| 维生素E | 38.28mg |
| 锰 | 1.17g |
| 镁 | 202mg |
| 钙 | 620mg |
| 钾 | 266mg |
| 磷 | 513mg |
| 钠 | 32.2mg |
| 铁 | 14.1mg |

性味：性平，味甘

芝麻叶
性平、味苦，养肝肾、润肠胃、通便

适宜人群：血虚、便秘、腹泻者

## 膳食专家说

芝麻中含有丰富的营养成分，具有很高的食用价值。但并非吃得越多越好，一定要注意合理搭配饮食，以免引起身体不适。

有腹泻症状的人也要少食或不食芝麻。

白芝麻 + 糯米 + 蜂蜜 + 葡萄干 + 白糖 ▶ 熬粥食用，可排毒、养颜、补虚。

黑芝麻 + 粳米 + 山药 + 梨 + 冰糖 ▶ 熬粥食用，可养肾、健脾、助消化。

白芝麻 + 燕麦 + 蜂蜜 + 葡萄干 + 冰糖 ▶ 熬粥食用，可美容、补血、通便。

白芝麻 + 南瓜 + 糯米 + 香油 + 白糖 ▶ 熬粥食用，可通便、温中、养胃。

## 食用方法

芝麻可以直接生吃，也可以把它放在炒锅里炒熟后食用。

将芝麻撒在凉菜或者面包上作配料食用，可以给食物增加独特的风味。

将芝麻加工成芝麻酱，并根据个人口味掺入佐料调味，可单独作为菜肴或配合其他食材食用，口感极佳。可将芝麻与大米、红枣、水果、药材合理搭配煮粥食用，不仅味道鲜美，营养丰富，还有一定的养生功效。

## 养生指南

芝麻是胡麻的种子，与油菜籽、花生、黄豆并列为我国四大食用油料作物。在我国古代，芝麻一直被当作延年益寿的食品，人们认为芝麻能强身体、抗衰老、祛百病，常食芝麻乃"养生要诀"。

芝麻还具有乌发的作用。在《本草易读》一书中曾有论述："黑芝麻，白发令黑，九蒸晒、枣肉丸服。"就是说，把黑芝麻蒸过之后晒干，然后再蒸、再晾干，如此反复9次，再与黑枣肉掺在一起制成药丸服用，有使白发逐渐变黑的效果。但功效还因个人体质而异。

经常食用黑芝麻，有助于补肝肾、润五脏，可以有效缓解腰膝酸软、四肢乏力等症。

芝麻中含有芝麻素，可保肝护心、延缓衰老。经常饮酒的人可以多食用芝麻，不仅可以解酒，还有养肝的作用。

芝麻中含有亚油酸和亚麻酸，食用后能很快被人体吸收，有助于预防动脉硬化。

芝麻中含有丰富的维生素 E，有较强的抗氧化作用。经常食用芝麻可帮助身体清除自由基，改善肤质。

## 选购方法

购买黑芝麻，要挑选表面呈深灰色、颜色深浅不一且断面呈白色的。若芝麻的断切面也呈黑色，有可能染过颜色。最好取一些芝麻放在手心，滴入清水揉搓，若有异样的颜色，说明是染过色的芝麻。

## 保存方法

将芝麻充分晾干，去除其中的水分，然后将其装入密封性比较好的容器中密封起来，并放置于阴凉干燥的地方进行保存。

将芝麻倒进锅中炒熟，晾干后装进容器中密封起来，放在阴凉、通风处，可保存更长时间。

## 食疗小偏方

**治肾虚腰酸：**

黑芝麻 20g，粳米 50g，红糖 10g。将黑芝麻和粳米分别用清水冲洗干净，然后沥干水分；取出汤锅，加入适量的水置于火上，倒入黑芝麻和粳米，先用大火煮沸，然后转入小火熬成粥。食用时可以根据自己的口味调入红糖。

**治哮喘：**

黑芝麻 12g，姜 5g，核桃仁 15g。将姜用清水冲洗干净之后，沥干水分，切成小片；将芝麻清理干净，放入锅中炒熟；核桃取出果仁。将芝麻与核桃仁、姜片同食，每天晚上食用 1 次，吃的时候多嚼几下。

# 芝麻酥饼

**材料：**

低筋面粉500g，鸡蛋1个，白芝麻50g，猪油30g，白糖60g，油10mL。

**制作方法：**

❶ 找一个盆，倒入面粉，用油、白糖将面粉做成油酥。

❷ 另找新盆，放入面粉、开水，搅拌，再加入鸡蛋液、冷水、猪油，揉成面团，然后醒30分钟。将面团分成小面团，擀成饼状，包裹住油酥，然后再擀成饼状；饼上沾上白芝麻。

❸ 锅中加油，油热后放入面饼煎至金黄色即可。

# 芝麻刀削面

**材料：**

刀削面100g，牛肉50g，白芝麻20g，葱5g，姜1块，盐、鸡精各5g，油5mL。

**制作方法：**

❶ 牛肉切成块；葱洗净切成段；姜洗净切成丝。

❷ 锅中放油置于火上，油热后放入葱花、姜爆炒出香味，放入牛肉块，翻炒，加入水，大火炖煮1小时。

❸ 将刀削面放入锅中，用小火炖熟。出锅前，撒上焙好的白芝麻，调入盐、鸡精即可。

# 香烤芝麻酥

**材料：**

低筋面粉100g，白芝麻30g，油20mL，鸡蛋1个，白糖25g。

**制作方法：**

❶ 鸡蛋打散，放入油、白糖搅拌均匀。

❷ 将面粉放入盆中，倒入搅拌过的鸡蛋液和温水，揉成面团，醒30分钟。将面团分成小份，擀成小面饼，面饼上沾上白芝麻。

❸ 面饼放入烤箱中，烤成金黄色即可。

# 沙拉墨鱼

**材料：**

墨鱼1条，葱5g，白芝麻20g，沙拉酱1罐，香油10mL，酱油5mL，白糖5g。

**制作方法：**

❶ 将墨鱼切成片，放入水中，洗净；葱洗净，切圈。

❷ 将沙拉酱、香油、酱油、白糖掺在一起，搅匀，倒入盘中。将墨鱼片放入蒸笼中蒸熟，取出，一片一片地摆在盘中。

❸ 在墨鱼片上撒上白芝麻、葱圈即可。

## 健脾止泻，清热祛湿

薏米是薏苡的种仁，薏苡在我国有着悠久的种植历史，多种植于山地，我国的武夷山地区盛产薏米。薏米是一种药食俱佳的粮食，可以用来做饭、煮粥，味道鲜美，食用价值很高。在炎热的夏季，薏米还是消除暑热的食疗佳品。

薏米

**成熟期:**
薏米成熟期为9月至10月。

**每100g薏米含有:**

| 热量 | 1512kJ |
|---|---|
| 淀粉 | 71.1g |
| 脂肪 | 3.3g |
| 蛋白质 | 12.8g |
| 膳食纤维 | 2g |
| 维生素E | 2.08mg |
| 烟酸 | 2mg |
| 镁 | 88mg |
| 钙 | 42mg |
| 钾 | 238mg |
| 磷 | 217mg |
| 钠 | 3.6mg |

性味：性凉，味甘

适宜人群：脚气病、水肿、关节炎、湿疹患者

谷物养生馆

### 膳食专家说

体质虚寒者不宜过量食用薏米。
出汗比较少的孕妇或经期女性不宜食用薏米。另外，薏米虽然有降血脂的作用，但不能替代降脂药品食用。

薏米 + 红豆 + 红枣 + 茯苓 + 红糖 ▶ 熬粥食用，可美容补血、健脾祛湿。

薏米 + 粳米 + 小米 + 绿豆 + 冰糖 ▶ 熬粥食用，可健脾、清热、助消化。

薏米 + 猪排骨 + 冬瓜 + 姜 + 盐 ▶ 熬粥食用，可利尿祛湿、消肿排毒。

薏米 + 莲藕 + 猪肉 + 红豆 + 扁豆 ▶ 熬粥食用，可利水消肿、健脾开胃。

薏米适合搭配肉类煮汤，不仅能使汤的味道更加鲜美，还能让汤更富有营养，并具有排毒、养颜的作用，是女性美容、养肤的常用食物。

将薏米磨成粉后，可以冲泡饮用，不仅能健脾养胃，其中含有的营养成分也更容易被人体吸收。

薏米还可以搭配其他主食煮粥食用，不仅能使粥更加可口，为人体补充的营养也更为丰富全面。

**养生指南**

薏米是禾本科植物薏苡的种仁，不仅营养丰富，还具有药用价值。薏米是中国传统医学中常用的一味药材，也叫"薏苡仁"。成语"薏苡明珠"讲的就是一个与薏苡有关的历史故事。

东汉著名的伏波将军马援一次到南疆征战，军中有很多士兵染病。马援借鉴当地居民用薏苡仁除瘴的方法，不久疾病尽除，平定南疆。大军凯旋时，带回去很多薏苡的种子。后来马援逝世，朝中便有人诬告他在南疆大肆搜刮民财，足有数车"明珠"（实为薏苡仁）。

薏米富含矿物质，有助于促进人体新陈代谢，加快肠胃蠕动，减轻肠胃负担，身体虚弱和病后需补养身体的人可以适量食用。

薏米能清热除湿、通利小便，还可以增强肾脏功能，有浮肿症状的人可以多食用。

薏米中含有维生素 E，食用后有助于改善血液循环，帮助皮肤保持光滑细腻，提亮肤色，消除粉刺、色斑。

薏米所含的硒元素能有效抑制癌细胞的繁殖，可用于胃癌、子宫颈癌的辅助治疗。

**选购方法**

选购薏米的时候，首先要看其颜色，质量较好的薏米一般呈白色或黄白色，且颜色比较均匀，看起来非常诱人。再仔细观察其形状和光泽，米粒饱满、没有杂质、富有光泽的薏米比较好，其中的营养也比较丰富。

**保存方法**

保存薏米的时候，要将其装入米缸中，将缸口密封起来之后，置于通风干燥的地方，以免受潮霉变。此外，还可以在薏米中放几粒花椒，能有效地预防薏米生虫。花椒最好是新鲜、味浓的，食用薏米时再把花椒挑出来。

**食疗小偏方**

治肺痈：

薏米 50g，大米 20g。薏米和大米分别用清水冲洗干净，再将薏米放在水中浸泡 2 个小时左右，捞出并沥干水分；取出汤锅，加入清水，将清理好的薏米和大米一起倒入，先用大火煮沸，再用小火慢煮，熬成粥即可食用。

治腰痛：

薏米 50g，苍术 30g。将苍术和薏米冲洗干净，把薏米放到水中浸泡 2 个小时；取砂锅加水，置于火上，再倒入苍术和薏米，用大火煮沸之后再转小火煎煮即可。

# 薏米莲子粥

**材料：**
薏米100g，麦片50g，莲子、红枣各20g，白糖20g。

**制作方法：**

❶ 薏米洗净，泡在水中；将莲子放入温水泡15分钟；红枣洗净。

❷ 锅中加入水，放在火上；放入浸泡好的薏米，加入红枣、莲子；大火煮沸，然后转至小火熬煮。待薏米熬成稀粥时，放入麦片，小火熬至粥呈黏稠状，加入白糖即可。

# 薏米炒青菜

**材料：**
薏米100g，青菜200g，红辣椒1个，盐、鸡精、葱各5g，酱油5mL，姜1块，油10mL。

**制作方法：**

❶ 薏米洗净，浸泡在水中；青菜洗净掰开；葱洗净切圈；姜洗净切丝；红辣椒洗净切菱形块摆盘。

❷ 锅中放油烧热后，放入葱圈、姜丝爆香，然后放入青菜，再加入盐、酱油、鸡精，一起翻炒。

❸ 加清水，将薏米倒入锅中，大火煮沸，然后小火焖，最后大火收汁即可。

# 西红柿薏米糊

**材料：**
薏米30g，大米20g，西红柿2个，白糖10g。

**制作方法：**

❶ 将薏米放入水中浸泡；将大米用水冲洗后放入碗中；西红柿洗净去皮，切块。

❷ 锅中加水，水开后放入薏米和大米用大火煮至沸腾，转小火加入西红柿块煮35分钟左右即可出锅。喜欢吃甜食的人还可以加入白糖调味。

# 山药杏仁薏米粥

**材料：**
薏米50g，杏仁、山药各30g，白糖20g。

**制作方法：**

❶ 薏米洗净，提前浸泡；山药洗净去皮，切成块。

❷ 锅中加入水，将浸泡好的薏米放入锅中，大火煮沸，然后转至小火熬煮。

❸ 粥熬至五成熟时，加入杏仁，一起熬煮，然后再将山药块放入锅中，小火熬煮，直至粥呈黏稠状，然后盛入碗中，加入白糖。

谷物养生馆

# 芡实

## 养肾固精，健脾止泻

芡实是属于睡莲科水生植物芡的果实，形状近似莲子，芡多生长在充满阳光、气候温暖的池沼、湖泊中。芡实可分为两种，即南芡和北芡。芡成熟的芡实果实干燥后的果仁就是芡实米，既可食用，又能入药，是一种药食兼用的保健品。作为食材，芡实有着丰富的营养价值，是滋补身体的佳品。

性味：性平、味甘

成熟期：
芡实成熟期为8月至10月。

每100g芡实含有：

| | |
|---|---|
| 热量 | 1475kJ |
| 淀粉 | 79.6g |
| 脂肪 | 0.3g |
| 蛋白质 | 8.3g |
| 膳食纤维 | 0.9g |
| 烟酸 | 0.4mg |
| 锌 | 1.24mg |
| 镁 | 16mg |
| 钙 | 37mg |
| 钾 | 60mg |
| 磷 | 56mg |
| 钠 | 28.4mg |

适宜人群：体虚尿多的儿童、尿频的老人、遗精早泄者、慢性腹泻者

## 膳食专家说

芡实的敛涩作用比较强，一次食用过多难以消化。常有便秘、腹胀症状的人和产妇不宜食用。

芡实在烹煮时，一定要煮得软烂，在食用时要细嚼慢咽，才能充分吸收。

芡实 + 莲子 + 银耳 + 红枣 + 菠萝 ▶ 熬粥食用，可健脾止泻、补血益气。

芡实 + 糯米 + 粳米 + 山药 + 冰糖 ▶ 熬粥食用，可益气固肾、涩精止遗。

芡实 + 莲子 + 糯米 + 菱角 + 冰糖 ▶ 熬粥食用，可健脾益肾、清心安神。

芡实 + 粳米 + 红枣 + 花生 + 枸杞子 ▶ 熬粥食用，可益脾肾、抗衰老。

　　芡实中含有丰富的蛋白质、维生素及矿物质，食用后可以补充人体所需要的营养成分。芡实与莲子有些相似，是补中益气、滋养身体的食物，但它比莲子的收敛、镇静作用更强。

　　芡实能帮助人体消化吸收食物中的营养成分，并能有效地提高食欲，对人体起到一定的养护作用，达到预防衰老的效果。另外，芡实中的粗纤维有助于增加饱腹感，对于控制食欲、减肥瘦身也有很好的促进作用。

　　芡实中还含有淀粉、钙、磷、铁及维生素等有益于人体的物质，有健脾止泻、固肾涩精的作用。脾胃虚弱者、因肾虚引起的腰膝酸软者皆可食用。

## 美食

### 芡实糕

**材料：**

芡实500g，糯米粉250g，白糖80g，芝麻20g。

**制作方法：**

❶ 芡实洗净煮熟，研成粉；芡实粉、糯米粉、白糖加水拌匀，揉成面团。

❷ 面团分成小面团，沾上芝麻。把小面团放入蒸笼中，蒸熟即可。

### 芡实炖鸡汤

**材料：**

鸡1只，芡实200g，红枣50g，盐5g，料酒5mL。

**制作方法：**

❶ 芡实洗净；鸡宰杀干净切块，入沸水中汆一下。

❷ 锅中加入新的清水，将鸡块入锅。加入料酒，开大火炖煮1小时。放入芡实、红枣，煮沸，转至小火炖半小时，出锅前加入盐即可。

### 山菌芡实汤

**材料：**

山菌100g，芡实100g，葱、姜、盐各5g，油5mL。

**制作方法：**

❶ 山菌、芡实用水洗净，葱、姜洗净切末，放在水中浸泡10分钟。

❷ 锅中放油烧热后，放入葱末、姜末爆香；放入山菌、芡实，加盐一起翻炒；锅中加水，大火煮沸，转至小火炖1小时即可。

## 选购方法

　　成熟的芡实一端呈白色，一端呈棕红色，颗粒饱满，大小均匀，粉性十足。在购买芡实的时候，如果发现芡实米中有大量碎屑，而且色泽较暗、残留种皮为红褐色，能闻到发霉味、硫黄味，说明不是新芡实。

## 保存方法

　　要将芡实装入米袋或米缸中密封起来，并放置于阴凉、干燥处进行保存。也可在盛米的容器底部撒一层石灰粉并铺上一层薄膜，存放芡实时还可加入一些花椒，用来防潮防虫。若发现米中有虫蚀的碎屑，要及时取出清理，并将完好的芡实放于通风处晾干后继续贮存。

第三章

# 豆及豆制品养生馆

　　豆类品种繁多，营养价值也都非常高。用不同豆类制成的豆制品也多种多样，像豆腐、香干、千张等，极大地丰富了人们的餐桌。我国传统饮食讲究"五谷宜为养，失豆则不良"，意思是五谷虽有营养，但少了豆子营养会失去平衡，可见豆类在均衡饮食上起着重要的作用。现代营养学研究证明，每天坚持食用豆类既能减脂瘦身，又能增强免疫力。有很多营养学家都呼吁，用豆类食品代替一定量的肉类食品，是解决现代人营养失衡的好方法。

# 黄豆

## 宽中下气，健脾养血

黄豆也叫大豆，原产于我国，至今有 5000 年的种植历史，是我国重要的粮食作物之一。黄豆中的蛋白质含量较高，有"植物蛋白之王""绿色奶牛"等美誉。黄豆还富含卵磷脂，它是大脑的重要组成成分之一，多吃黄豆有助预防阿尔兹海默症。大豆最常用来做各种豆制品、榨取豆油和酿造酱油。豆渣或磨成粗粉的大豆也常用于禽畜饲料。

成熟期：
黄豆成熟期为8月至10月。

每100g黄豆含有：

| | |
|---|---|
| 热量 | 1631kJ |
| 淀粉 | 34.2g |
| 脂肪 | 16g |
| 蛋白质 | 35g |
| 烟酸 | 2.1mg |
| 胡萝卜素 | 220μg |
| 铁 | 8.2mg |
| 镁 | 199mg |
| 钙 | 191mg |
| 钾 | 1503mg |
| 磷 | 465mg |
| 钠 | 2.2mg |

适宜人群： 糖尿病、心血管疾病患者

性味：性平，味甘

黄豆壳
性平、味甘，对延缓卵巢衰老有很好的功效

## 膳食专家说

黄豆在消化过程中会产生气体，引起腹胀，所以肠胃消化功能不好或有慢性消化道疾病的人应少吃。

对更年期妇女、糖尿病患者以及心脑血管疾病患者来讲，黄豆是一种理想食品。

黄豆 + 红豆 + 绿豆 + 扁豆 + 陈皮 ▶ 煮汤食用，可清凉祛暑、利尿消肿。

黄豆 + 猪蹄 + 姜 + 葱 + 盐 ▶ 煮汤食用，可补血养颜。

黄豆 + 海带 + 葱 + 姜 + 盐 ▶ 熬汤食用，可利尿消肿。

黄豆 + 黑米 + 核桃 + 黑芝麻 + 白糖 ▶ 熬粥食用，可滋肾、补血、养颜。

## 食用方法

　　黄豆充分浸泡后，可以炒菜食用，也可当作配料煮饭用，还可以加工成豆浆饮用。将黄豆泡至发芽，作为豆芽炒食也是不错的食用方式。

　　黄豆能做成各种美味菜肴，如醋黄豆、香卤黄豆、炖五香黄豆等，黄豆还可以干炒。许多豆制品，如豆豉、豆汁等，都是黄豆发酵后制成的。黄豆经过微生物发酵以后，维生素 $B_{12}$ 的含量有所增加，一些抗营养物质会被消除，更加容易被人体消化吸收。

## 养生指南

　　黄豆起源于中国，这是世界公认的。黄豆是我国最古老的作物之一，我国古代许多文献中都有关于黄豆的记载。现在，黄豆主要产于美国、加拿大、巴西、阿根廷、中国等国家，我国的黄豆以东北的质量最优。黄豆的营养价值很高，素有"豆中之王"之称，被人们叫作"植物肉""绿色奶牛"。干黄豆中含高品质的蛋白质约40%，为各种粮食之冠。黄豆是我们生活中最常见到的豆类作物，营养丰富，吃法多样，深受人们的喜爱，在医学上黄豆的食疗保健价值也备受推崇。

　　黄豆中含有不饱和脂肪酸和大豆磷脂，它有助于增加大脑的营养，提升神经机能和活力，青少年多吃黄豆有助于大脑的发育，老年人食用黄豆可预防阿尔茨海默病。

　　黄豆中的蛋白质属于植物性蛋白，食用后会提升人体的免疫力，降低胆固醇含量，还可以增加神经的兴奋性，缓解沮丧抑郁的情绪。

　　黄豆含有植物雌激素，是防治女性更年期综合征的最佳辅助食物。

## 选购方法

　　一要看其色泽，鲜亮有光泽的就是好黄豆；二要看质地，颗粒饱满均匀，无虫害、无破损、无霉变的是好黄豆；三可以用牙咬一粒黄豆，如果声音清脆并成碎粒，说明黄豆干燥；四闻黄豆的味道，好的黄豆有清香味。

## 保存方法

　　在保存黄豆的时候，可以将干辣椒切成丝后和黄豆混合，然后放在密封罐里，也可以在罐中放入几瓣蒜，放置在通风干燥的地方，这样可以保存比较久的时间。存放前一定要保证黄豆是干燥的，避免放在潮湿的地方。

豆及豆制品养生馆

## 食疗小偏方

### 治营养不良性水肿：

　　黄豆200g，花生80g，麦芽40g，细米糠20g，熟大米80g。将黄豆和花生放入炒锅中炒干，研成粉末；麦芽研末去渣；把所有材料混合在一起，搅匀即可。以温开水送服，一次嚼服50g左右。

### 治缺铁性贫血：

　　黄豆50g，煅皂矾20g，红枣10g。将黄豆放入炒锅中干炒，然后和煅皂矾一起研成粉末；汤锅置于火上，然后倒入适量的清水和红枣，煎煮，取汁；将红枣汁倒入粉末中制成丸状。一天2次，一次10g，对缺铁性贫血有很好的疗效。

## 黄豆炖猪蹄

**材料：**

猪蹄2个，黄豆200g，香菜10g，油5mL，白糖、八角、葱、姜、盐各5g，酱油、料酒各10mL。

**制作方法：**

1. 黄豆泡发，猪蹄洗净切块，葱洗净切段，姜洗净切丝。
2. 油锅置于火上，放入葱段、姜丝、八角爆香，然后放入猪蹄块爆炒，加入适量酱油、料酒。
3. 加水没过猪蹄块，大火烧开之后小火熬。加入黄豆，放入白糖和盐，大火熬煮直到黄豆和猪蹄块熟烂为止，然后放入香菜即可。

## 清炒黄豆芽

**材料：**

黄豆芽300g，蒜苗50g，葱10g，花椒5g，红辣椒1个，盐3g，鸡精2g，油5mL。

**制作方法：**

1. 黄豆芽洗净，蒜苗洗净切段，葱洗净切花，红辣椒洗净切丝。
2. 将黄豆芽在沸水中焯烫一下备用。炒锅倒油烧热，放入花椒、葱花、红辣椒和蒜苗段爆香。
3. 倒入黄豆芽翻炒2分钟，放入盐、鸡精翻炒至熟即可。

## 豆腐脑

**材料：**

黄豆200g，盐、内酯各3g，虾皮8g，酱油7mL，香油5mL，白糖10g。

**制作方法：**

1. 将黄豆放清水中浸泡4小时，然后放入豆浆机中，加入清水，磨成浓豆浆，盛在容器中晾至70~80℃。
2. 用少量水将内酯稀释后倒入豆浆内（500g豆浆加入内酯1.25~1.3g），搅拌均匀，10分钟后就成豆腐脑了，根据个人口味放入酱油、香油、盐和虾皮，也可放白糖做成甜豆腐脑。

## 豆花

**材料：**

黄豆400g，内酯3g，香油3mL，香菜末10g，酱油5mL。

**制作方法：**

1. 提前将黄豆在清水中浸泡8小时以上，捞出，放入豆浆机中打成豆浆。
2. 豆浆滤渣盛出，冷却5分钟。同时将内酯用少量清水化开，放入豆浆中，迅速搅拌均匀。
3. 20分钟之后就成豆花了，然后加入适量的香油、酱油，撒上香菜末。

## 清热解毒，利尿消肿

绿豆

绿豆因为颜色青绿而得名，又叫作青小豆，是我国传统的豆类食物，食用价值和药用价值都很高，有"济世良谷"之说。绿豆的营养丰富，其中主要含有蛋白质、粗脂肪、维生素、多种矿物质，是典型的高蛋白、低脂肪的食品，其含有的蛋白中包括较为丰富的赖氨酸，能和动物肉相媲美。

**成熟期：**
绿豆成熟期为7月至9月。

**每100g绿豆含有：**

| | |
|---|---|
| 热量 | 1376kJ |
| 淀粉 | 62g |
| 脂肪 | 0.8g |
| 蛋白质 | 21.6g |
| 烟酸 | 2mg |
| 胡萝卜素 | 130μg |
| 钙 | 81mg |
| 镁 | 125mg |
| 钠 | 3.2mg |
| 锌 | 2.18mg |
| 钾 | 787mg |
| 铁 | 6.5mg |

绿豆荚
豆荚煮水，治长期血痢

性味：性寒，味甘

适宜人群：糖尿病患者、中暑者

---

**膳食专家说**

脾胃虚寒的人不宜多吃绿豆，吃的时候也要注意与其他食物合理搭配。

夏季不要喝太多的冰绿豆汤，以免寒邪直中，引起疾病，每天1~2碗即可，过多会给身体带来伤害。

| 绿豆 | + | 百合 | + | 糯米 | + | 枸杞子 | + | 冰糖 | ▶ | 熬粥食用，可养心安神、润肺止咳。 |
| 绿豆 | + | 红枣 | + | 黄豆 | + | 葡萄干 | + | 冰糖 | ▶ | 熬粥食用，可补中益气。 |
| 绿豆 | + | 粳米 | + | 莲子 | + | 冬瓜 | + | 冰糖 | ▶ | 熬粥食用，可清热解毒、消脂瘦身。 |

| 绿豆 | + | 海带 | + | 糯米 | + | 白萝卜 | + | 红糖 | ▶ | 熬粥食用，可改善急性皮疹、皮肤瘙痒。 |

绿豆可以和大米、小米搭配煮粥食用，也可以磨成粉后制作成点心，味道香甜可口。

用绿豆和冰糖熬制的绿豆汤，不仅口感好，而且解暑效果非常好，是夏季清凉解暑的极佳饮料。

绿豆可以磨成粉，与面粉掺在一起做成面条，还可以制成细沙做馅心，做成豆沙包。绿豆性寒，脾胃虚寒者以及吃温补药时不要食绿豆。注意忌用铁锅煮绿豆，未煮烂的绿豆腥味难闻，食用以后易致恶心、呕吐。

## 养生指南

绿豆原产印度、缅甸。现在东亚各国普遍种植，非洲、欧洲、美国也有少量种植，中国、缅甸等国是主要的绿豆出口国。在亚洲，绿豆经常被用来做成泥或面粉。绿豆具有较高的药用价值，《本草求真》中记载："绿豆味甘性寒，据书备极称善，有言能厚肠胃、润皮肤、和五脏及资脾胃。"绿豆清热祛暑、解毒利水等药用功效历来都被医学家推崇。

绿豆中含低聚糖，能够增强人体肠胃的蠕动功能，将体内堆积的废物快速排出体外，在一定程度上可以缓解脂肪的堆积，有助于肥胖症患者减肥，还能解决便秘问题。

## 选购方法

好的绿豆表皮有蜡质，颗粒饱满而均匀，无虫蛀，少有破碎现象，也不含杂质。在购买的时候，还可以抓一把绿豆，闻它的味道。气味清香的是好绿豆，而有异味的绿豆则比较劣质。

## 保存方法

绿豆容易生虫，吃不完的绿豆可以放在塑料壶或者塑料瓶里，置于阴凉干燥处进行保存。买回来的绿豆可以先放在冰箱里冷冻1周，或者放进塑料袋中，扎紧口，然后放进微波炉中加热至发烫，拿出来之后晾干，这样就不会生虫了。

## 食疗小偏方

### 治宿醉：

绿豆30g，甘草10g，红糖5g。将绿豆和甘草分别用水冲洗一下，沥干水分；汤锅置于火上，倒入适量的水，将绿豆和甘草倒入，煮至绿豆熟烂即可。饮用时可以调入适量的红糖。

### 预防中暑：

绿豆120g，金银花35g。将绿豆用清水洗净后，放入清水中浸泡1小时；汤锅置于火上，加入适量的水，把绿豆倒入其中，大火煮沸，然后用小火将绿豆煮熟，加入金银花，再煮5分钟即可。吃豆喝汤，适用于夏天预防中暑。

# 绿豆薏米粥

**材料：**

绿豆、薏米、大米各100g，冰糖10g。

**制作方法：**

1. 提前将薏米在清水中浸泡8小时（薏米比较硬，需要泡时间长一些）；绿豆浸泡3小时（绿豆不能泡太长时间，因为容易发芽）；大米淘洗干净。
2. 锅中加入适量清水，放入薏米和大米，烧开，然后放入绿豆，转用小火熬煮20分钟；放入冰糖，煮至黏糊状盛出即可。

# 豆沙蒸饺

**材料：**

绿豆沙500g，红豆沙200g，面粉300g，黄油50g，干酵母3g，白糖10g。

**制作方法：**

1. 豆沙加入白糖拌匀，揉成馅球备用。
2. 将面粉倒入盆中，加入黄油、干酵母，倒入适量温水，揉成面团，发酵至2倍大，然后分割成大小均匀的面团。
3. 把面团擀成饼状，包裹馅料，做成饺子形，放入蒸锅蒸熟即可。

# 绿豆糕

**材料：**

绿豆面300g，糖桂花25g，蜂蜜120g，油30mL，香油3mL，白糖25g。

**制作方法：**

1. 绿豆面里放入白糖、蜂蜜、糖桂花、油和香油，拌匀。
2. 将拌匀的绿豆面上锅蒸25分钟，晾凉压碎。
3. 将压碎后的绿豆面搓成面团，然后放入模具中用力压实，将模具扣在盘子中，轻轻推压把手，把绿豆糕抠出即可。

# 绿豆面糊塌子

**材料：**

绿豆150g，胡萝卜50g，猪肉30g，葱20g，红椒15g，盐2g，胡椒面1g，调料酱20g。

**制作方法：**

1. 提前将绿豆泡发，然后去皮磨碎。
2. 把胡萝卜和红椒洗净，切成细丝；把葱洗净切末；猪肉洗净，煮熟后切成薄片。
3. 绿豆沙中放入猪肉片、胡萝卜丝、红椒丝、葱末、胡椒面、盐，做成煎饼浆，放在煎锅中煎成饼即可。

# 红豆

## 补脾化湿，补血养颜

红豆又叫作赤豆，原产于亚热带地区，现已在我国各地普遍种植，属于豆类小豆品种，因颜色是赤褐色或者紫褐色，故叫赤豆。红豆是一种营养丰富的杂粮，其中富含淀粉，所以又被叫作饭豆。红豆中的蛋白质含量很高，但是脂肪含量却很低，还含有丰富的碳水化合物及钙、磷等矿物质。

### 成熟期
红豆成熟期为8月至9月。

### 每100g红豆含有：

| 热量 | 1357kJ |
|---|---|
| 淀粉 | 63.4g |
| 脂肪 | 0.6g |
| 蛋白质 | 20.2g |
| 烟酸 | 2mg |
| 胡萝卜素 | 80μg |
| 钙 | 74mg |
| 镁 | 138mg |
| 钠 | 2.2mg |
| 磷 | 305mg |
| 钾 | 860mg |
| 铁 | 7.4mg |

性味：性平，味甘、酸

红豆荚
性平、味甘，利水消肿

适宜人群：高血脂、高血压患者，便秘者

---

**膳食专家说**

红豆具有利尿的功效，所以尿多的人不要多吃或者干脆不吃。食用红豆时不能喝茶，否则会影响对铁的吸收。

红豆不能作为主食长期食用，否则会令人黑瘦燥结、营养不良。

红豆 + 莲子 + 糯米 + 花生 + 冰糖 ▶ 熬粥食用，可养心安神。

红豆 + 粳米 + 梨 + 水 + 白糖 ▶ 熬粥食用，可止咳润燥。

红豆 + 枸杞子 + 红枣 + 冰糖 + 水 ▶ 熬汤食用，可补血养颜。

红豆 + 芋头 + 粳米 + 冰糖 + 牛奶 ▶ 熬粥食用，可补气健脾、润肤养颜。

红豆可以直接煮食，也可以用来做成其他食品。红豆适合与其他谷物混合食用，如与小麦粉混合做成红豆饼，与大米混合做成红豆饭等，也可以做成红豆沙、面条、糕点馅等。在夏季，以红豆为原料做成的冰棍、雪糕等，既甜美又解渴。

红豆可以用来煮饭、煮粥或者做汤，用红豆煮成的粥和汤味道香甜可口，如红豆排骨汤，深受大家的喜爱。

## 养生指南

红豆呈矩圆形，种皮为褐色，有光泽，和白豆、绿豆同属于小豆，秋季为红豆的收获季节。红豆不仅是杂粮中的精品，而且还是中药材。中医学认为，红豆有补脾化湿之功效，脾胃虚弱的人比较适合食用，在食疗中常被用于辅助治疗高血压、动脉粥样硬化、各种原因引起的水肿及中暑、胃痛等多种疾病。各类型水肿之人食用红豆可利水消肿，配合鲫鱼或鲤鱼同食，效果会更明显。产后缺乳和产后浮肿的产妇，可单用红豆煎汤喝或煮粥食用，有催乳消肿之功效。

红豆含有丰富的钾，有良好的利尿作用，能解酒、解毒，对心脏病、肾病和水肿患者很有益处。它还有助于降低血压和血液中的胆固醇。

红豆中含有丰富的膳食纤维和多种易被人体吸收的营养物质，可促进肠胃的消化和吸收功能，具有良好的润肠通便、调节血糖、解毒抗癌、预防结石、健美减肥的作用。

红豆中的硫胺素含量也相当丰富，它有助于促进糖类代谢，给大脑供给充分的能量，缓解因过度用脑引起的身体疲乏、记忆力减退等症。

## 选购方法

一看外形，豆粒饱满完整、有光泽、大小均匀者为佳。二观察颜色，整体呈暗红色，颗粒紧实且皮薄者是比较好的红豆，一般红豆的颜色越深，药用价值就越大。

## 保存方法

一种方法是先将红豆在热水中浸泡20分钟，然后捞出晒干水分，放在罐中密封，这样能储存很长时间。另一种方法是将红豆晒干后，去除杂质，放入塑料袋中，在塑料袋中放入几颗干辣椒，将袋口扎紧，然后将其放置于干燥通风的地方保存即可。

豆及豆制品养生馆

## 食疗小偏方

### 治水肿、烦渴：

红豆60g，冬瓜35g，冰糖5g。将红豆洗净后，放入水中浸泡1小时；冬瓜洗净，去皮和籽，切成丁；将汤锅置于火上，加水和红豆，大火煮沸，然后放入冬瓜丁和冰糖，煮至红豆熟即可。

### 治麻疹：

红豆30g，绿豆30g，黑豆30g，甘草10g。分别将红豆、绿豆、黑豆洗净，沥干水分，然后放入汤锅中加水煮熟，捞出晒干，与甘草一起研成粉末，用热水冲服即可。

# 红豆糯米粥

材料：

红豆、糯米、大米各100g，冰糖10g。

制作方法：

❶ 提前将红豆在清水中浸泡10小时；大米和糯米淘洗干净。

❷ 锅中加入清水，倒入红豆、糯米和大米，大火煮开后关火，盖上盖子焖10分钟，然后再用小火煮成糊状，根据个人口味放入冰糖即可。

# 红豆雪蛤

材料：

红豆、雪蛤各20g，椰汁50mL，冰糖100g。

制作方法：

❶ 将雪蛤放到清水中泡发，再放入沸水中余水。

❷ 将红豆洗净，放适量水、冰糖，入高压锅煮50分钟左右，然后盛出来，可以根据自己的口味再适量放入冰糖。

❸ 将余好水的雪蛤倒在上面，入蒸锅蒸40分钟左右，吃的时候再放入椰汁调匀。

# 红豆红薯菠萝蜜

材料：

红豆、糯米各100g，红薯300g，菠萝200g，冰糖或白糖20g。

制作方法：

❶ 红豆提前在清水中浸泡；红薯去皮洗净切成小块；菠萝切丁放在淡盐水中浸泡备用。

❷ 锅中加水，放糯米、红豆和红薯块，煮开，将冰糖或白糖放入锅中，小火煮至红薯块熟烂。

❸ 将煮好的红豆和红薯块盛在玻璃盘中，然后将切好的菠萝丁摊放在上面即可。

# 红豆酥

材料：

低筋面粉200g，猪油70g，白糖50g，红豆沙300g，蛋黄5个，白芝麻5g。

制作方法：

❶ 油皮材料（低筋面粉150g、猪油50g、水30mL、白糖50g混合）、油酥材料（低筋面粉50g、猪油20g混合），分别揉成面团。

❷ 将油皮、油酥分成若干份，油皮包油酥，做成面团。

❸ 将面团擀扁，包入红豆沙馅，刷上蛋黄和白芝麻，放入烤箱中烤半小时即可。

成熟期：

青豆成熟期为8月至10月。

每100g青豆含有：

| 热量 | 550kJ |
|---|---|
| 淀粉 | 10.5g |
| 脂肪 | 5.0g |
| 蛋白质 | 13.1g |
| 膳食纤维 | 4.0g |
| 烟酸 | 3mg |
| 胡萝卜素 | 130μg |
| 铁 | 3.5mg |
| 镁 | 70mg |
| 钙 | 135mg |
| 钾 | 478mg |
| 磷 | 188mg |
| 钠 | 3.9mg |

## 健脾益气，清热解毒

青豆属鲜豆类，又名青大豆，就是籽粒饱满还没有成熟的黄豆，原产于中国，现已在全世界普遍种植。青豆是最常见的大豆种类之一，其富含蛋白质，营养丰富，深受人们喜爱，适合更年期妇女和心血管疾病患者食用。

青豆荚
性平、味甘，煮水可治血痢

性味：性平，味甘

适宜人群：前列腺炎、肠道疾病患者

豆及豆制品养生馆

### 膳食专家说

青豆是食疗佳品，对脑力工作者和减肥者非常适合，但是青豆中含有较多嘌呤，并不适宜痛风、肾病患者食用，否则会加重病情。

青豆 + 虾仁 + 胡萝卜 + 姜 + 葱 ▶ 煮豆佐饭，可健脾益气、补虚。

青豆 + 乳鸽 + 胡萝卜 + 黄酒 + 白糖 ▶ 熬汤食用，可补益肝肾。

青豆 + 薏米 + 胡萝卜 + 山药 + 白糖 ▶ 熬粥食用，可清热祛湿、健脾益肾。

青豆 + 玉米 + 豆腐 + 胡萝卜 + 菠菜 ▶ 熬粥食用，可健脾、益智、抗衰老。

青豆可以做成豆泥，与其他食材搭配做成浓汤，也可搭配其他食材炒食，又可凉拌，营养价值相当高。

青豆是一种煮汤的好食材，可以和一些时令蔬菜或者肉类煮汤食用，有很好的滋补效果。

随着现代加工技术的改进，青豆已被加工成各种休闲零食，开袋即食，独具风味。

## 养生指南

青豆为豆科大豆属一年生草本植物，在我国各地区普遍种植，东北、华北、陕、川及长江下游地区的产量较高，以东北地区的质量最优，黑龙江省是青豆的主产地。青豆的营养价值丰富，主要营养成分包括蛋白质、B族维生素、膳食纤维、钾、镁等。青豆的主要功效是健脾宽中，有助于长筋骨、悦颜面、益智明目、延年益寿。

青豆中含有丰富的不饱和脂肪酸和大豆磷脂，经常食用有助于提高智力，特别适合青少年和老年人食用。此外，它还有助于保持血管弹性，预防心脑血管疾病。

青豆中含大量的维生素和微量元素，有多重抗病作用。一项调查表明：每天吃适量青豆，会降低人体血液中的胆固醇水平。

青豆中含有可以抑制癌症的物质——皂角苷、蛋白酶抑制剂、异黄酮和硒等，在防治皮肤癌、食管癌等癌症方面都有一定的作用。

## 选购方法

选购青豆时，不宜选择个大且颜色特别鲜艳的，要挑选饱满，看着鲜嫩，比较干燥且硬一点的。优质的青豆在经过清水浸泡后不会掉色，在购买青豆后，可以用清水浸泡3小时。

## 保存方法

青豆不耐高温，要在低温下保存，可以将青豆放入冰箱的保鲜室保存。如果想长期保存也有很多小窍门，例如，先把青豆在开水中烫一下，然后再用凉水冲凉，放进冰箱里冷藏就不容易变坏。还可以把青豆放在一个较大的容器内，然后注入水，放入冰箱中进行冷冻，吃的时候再解冻。

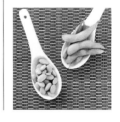

## 食疗小偏方

### 治心痛病：

去皮青豆80g，茄子200g，酱油8mL，花椒3粒，盐2g。将青豆在锅中煮10分钟，捞出沥干备用；茄子去皮切丁入油锅，翻炒后倒入青豆、酱油、花椒和盐，小火炒至熟即可。每天食用1次。

### 健脾益气：

鲜青豆500g，熟花生油100mL，白糖150g。将青豆去壳煮熟，制成豆泥，并用干布将豆泥的水分挤干。炒锅放于大火上，倒入油，油热后投入豆泥，不断用炒勺边搅边炒（煸炒时边炒边加油），待炒至豆泥水分全干时，放入白糖再炒，炒至豆泥不粘勺，出锅即成。

# 清炒三色

**材料：**

青豆100g，胡萝卜300g，红辣椒50g，油10mL，盐3g，鸡精2g。

**制作方法：**

1. 将胡萝卜洗净切丁；红辣椒洗净切段；青豆放入开水中焯烫一下，捞出放冷水中备用。
2. 将油锅置于火上，放入红辣椒段爆香，然后放入胡萝卜丁爆炒2分钟。
3. 锅中加入水，青豆倒入锅中，加入盐翻炒均匀，关火之后放入鸡精调味即可。

# 胡萝卜青豆汤

**材料：**

青豆100g，土豆块、胡萝卜块、冬瓜各100g，红椒50g，葱、姜各10g，盐3g，料酒5mL，白糖5g，油10mL。

**制作方法：**

1. 冬瓜洗净去皮切丁，红椒洗净切段，葱、姜洗净切丝。
2. 锅中放油加热，葱段、姜段、红椒段入锅爆香，倒入胡萝卜块和土豆块翻炒1分钟。
3. 锅中加入清水煮开，将冬瓜丁和青豆倒入锅内，盖上锅盖煮10分钟，然后放调料即可。

# 青豆蛋炒饭

**材料：**

米饭200g，青豆100g，香肠50g，鸡蛋2个，葱、姜、蒜各5g，盐3g，油10mL。

**制作方法：**

1. 熟米饭打散；香肠切丁；葱、姜、蒜洗净切末；青豆洗净；鸡蛋在碗中打散，放入少许盐。
2. 油锅烧热，将鸡蛋液倒入油锅中炒至嫩黄后盛出。
3. 油锅烧热，放入葱花、姜末、蒜末爆香，放入香肠丁翻炒，倒入青豆翻炒至熟，最后倒入米饭、鸡蛋液略微炒一下，放入剩余盐即可。

# 鸡蛋虾仁炒青豆

**材料：**

青豆100g，虾仁200g，鸡蛋4个，油10mL，盐5g，淀粉20g。

**制作方法：**

1. 锅中加水烧开，青豆放入开水中焯烫一下，捞出放入冷水中。
2. 鸡蛋留出一个蛋清，其余在碗中打散，加入盐；蛋清加盐、淀粉做成糯糊，搅匀倒虾仁上。
3. 油锅置于火上，放入虾仁翻炒变色后加入青豆和鸡蛋液，略炒出锅即可。

豆及豆制品养生馆

# 黑豆

## 滋阴养肾，消肿解毒

　　黑豆又叫作乌豆，原产于中国安徽，颜色为黑色或灰黑色，是药食两用俱佳的大豆品种之一。黑豆具有高蛋白、低热量的特性，是制作豆豉的主要原料。黑豆中含有大量的膳食纤维，可以促进人体肠道蠕动，帮助消化，防止便秘。古人认为黑豆是肾之谷，因为它的形状很像肾。黑豆具有补肾强身、利水、解毒等功效。

**成熟期：**
黑豆成熟期为8月至10月。

**每100g黑豆含有：**

| | |
|---|---|
| 热量 | 1678kJ |
| 淀粉 | 33.6g |
| 脂肪 | 15.9g |
| 蛋白质 | 36g |
| 烟酸 | 2mg |
| 胡萝卜素 | 30μg |
| 铁 | 7mg |
| 镁 | 243mg |
| 钙 | 224mg |
| 锌 | 4.18mg |
| 磷 | 500mg |
| 钠 | 3mg |

性味：性平、味甘

适宜人群：需消肿下气、润肺去燥、活血利水、补血安神者

## 膳食专家说

　　黑豆中所含的胰蛋白酶抑制剂会降低人体对蛋白质的吸收和利用，容易引发腹胀和腹泻，甚至引起肠梗阻，所以黑豆最好充分煮熟后再食用。

黑豆 + 银耳 + 花生 + 枸杞子 + 冰糖 ▶ 熬粥食用，可滋养肌肤、养胃生津。

黑豆 + 羊肉 + 料酒 + 姜 + 葱 ▶ 熬汤食用，可补肾壮阳、乌发护发。

黑豆 + 黑芝麻 + 蜂蜜 + 水 + 白糖 ▶ 蜜制黑豆，可补肾益阴、延缓衰老。

黑豆 + 红枣 + 花生 + 黑芝麻 + 冰糖 ▶ 做成豆浆，可补肾乌发、美容养颜。

## 食用方法

黑豆可以直接煮熟或炒食，可以制作豆浆或者熬粥，也可搭配其他食材烹制，适用于多种烹饪手法，同时也是榨油、制作各种酱料的上好材料。

黑豆可以加工成豆粉单独食用，也可以和其他面粉类搭配，日常生活中，混搭食用的比较多，可制成各种糕点食用。黑豆与肉类搭配熬汤有很好的滋补健身功效。

## 养生指南

黑豆不仅含有丰富的蛋白质、维生素、脂肪和矿物质等营养素，还含有多种生物活性物质，如黑豆多糖和异黄酮等。黑豆的蛋白质含量相当于牛奶的 12 倍，是鸡蛋的 3 倍，猪肉的 2 倍，因此又被誉为"植物蛋白肉"。《本草纲目》说："豆有五色，各治五脏，惟黑豆属水性寒，可以入肾。治水、消胀、下气、治风热而活血解毒，常食用黑豆，可百病不生。"黑豆中含有植物固醇，可以抑制人体对胆固醇的吸收，对高血压、心脏病以及肝病患者大有益处。

黑豆有补肾作用，所以肾虚的人食用黑豆可以滋阴补肾、调中下气、利尿解毒。黑豆制成的豆浆、豆腐等是肾虚导致的须发早白、脱发患者的食疗佳品，故黑豆也有"乌发娘子"的美称。

黑豆中含有锌、铜等多种微量元素，可以增强血管的功能，降低血液的黏稠度，保护血管。黑豆皮中的花青素有助于清除体内的自由基，延缓衰老。黑豆中含有丰富的维生素 E 和 B 族维生素，有很好的养颜功效。

## 选购方法

要选择颗粒大而饱满、均匀，色泽乌黑发亮的黑豆。黑豆皮虽然是黑的，但是会有一个白点露出来，并且里面的颜色是淡青色的。黑豆泡水的时候会掉色，这是正常的。但若只洗了一下就掉色，或者严重掉色，那么有可能是假的、被染过色的。

## 保存方法

储存应考虑两个因素：一是温度，在 16℃ 以下保存不易生虫，能储存较长时间；二是水分，将黑豆晒干后，置于阴凉干燥处可保存比较长的时间。

## 食疗小偏方

### 治阴虚盗汗：

黑豆 20g，小麦 20g。将黑豆放入水中浸泡 1 小时；小麦用清水冲洗干净，沥干；汤锅加水置于火上，大火煮沸，然后将黑豆和小麦倒入，沸后转小火煎煮，取汁。

### 治非遗传性白发：

黑豆 150g，米醋 500mL。黑豆放入水中浸泡 1 小时，捞出沥水；汤锅中加入米醋置于火上，将黑豆倒入，煮至黑豆呈糊状，滤除渣滓。用牙刷蘸醋刷在头发上。

# 黑豆芝麻糊

**材料：**

黑芝麻、黑豆、大米各50g，冰糖5g。

**制作方法：**

❶ 黑芝麻洗净晒干后再炒香。

❷ 黑豆、大米洗净，黑豆用水泡6小时以上。

❸ 把以上材料一起放入食物料理机里加水搅拌至粉碎。把芝麻黑豆糊放在锅里，中火煮开，煮的时候要注意一边煮一边搅拌，否则会粘锅。如果喜欢吃甜的，可加点冰糖，煮至糖溶即可。

# 糯米黑豆豆浆

**材料：**

黑豆50g，黄豆30g，糯米50g，花生8g，白糖8g。

**制作方法：**

❶ 将糯米洗净备用；黑豆、黄豆提前泡发。

❷ 将黑豆、黄豆、糯米和花生放入豆浆机中，加入适量的清水。

❸ 加盖按下干豆功能健，打好后将豆渣过滤出去，根据个人口味调入适量白糖即可。

# 黑豆糯米粥

**材料：**

黑豆30g，糯米60g，白糖或蜂蜜10g。

**制作方法：**

❶ 提前将黑豆在水中浸泡3小时；糯米淘洗干净。

❷ 锅中加入适量的清水，放入黑豆、糯米，用大火煮沸后，改用小火煮至豆子熟烂。

❸ 加白糖或蜂蜜调味即可。

# 黑豆炒菜心

**材料：**

青菜心1把，黑豆、黄豆各50g，香油5mL，葱、姜、蒜各5g，盐3g，鸡精2g。

**制作方法：**

❶ 黑豆和黄豆提前在水中泡发；将青菜心洗净掰开；葱、姜、蒜洗净切末。

❷ 将黑豆和黄豆放入锅中加水煮熟，捞出；锅中加油热后爆香葱末、姜末、蒜末，加青菜心、盐、鸡精，翻炒几下。

❸ 将黄豆和黑豆洒在青菜心上即可。

# 补中益气，催乳强身

豌豆是一种粮食、蔬菜、饲料和绿肥兼用的古老作物，《本草纲目》称"其苗柔弱宛宛"，故得名。豌豆既可以作为蔬菜炒食，又可以作为面粉食用，也常常作为配菜，增加菜肴的颜色，增进食欲。豌豆中含有人体所需的多种营养物质，尤其是优质蛋白质，能提高人体免疫力，促进新陈代谢。

**成熟期：**
豌豆成熟期为8月至9月。

**每100g豌豆含有：**

| | |
|---|---|
| 热量 | 1395kJ |
| 淀粉 | 65.8g |
| 蛋白质 | 20.3g |
| 膳食纤维 | 10.4g |
| 烟酸 | 2.4mg |
| 胡萝卜素 | 250μg |
| 铁 | 4.9mg |
| 镁 | 118mg |
| 钙 | 97mg |
| 钾 | 823mg |
| 磷 | 259mg |
| 钠 | 9.7mg |

豌豆叶
清凉解暑，可作绿肥和饲料

性味：性平，味甘

豌豆苗
富含维生素C和生物酶，具有防癌抗癌的作用

适宜人群：一般人群皆可食用

豆及豆制品养生馆

## 膳食专家说

炒干的豌豆不宜被人体消化，容易给肠胃造成负担，引起消化不良或者腹胀，因此不宜过多食用。

一般人均可食用豌豆，有脱肛、慢性腹泻、子宫脱垂等症状的人也适合食用。

豌豆 + 百合 + 玉米 + 蒜 + 盐 ▶ 熬粥食用，可养心安神、润肺止咳。

豌豆 + 鸭蛋 + 圣女果 + 高汤 + 水 ▶ 熬粥食用，可益气养颜。

豌豆 + 猪肉 + 糯米 + 竹笋 + 西红柿 ▶ 熬粥食用，可和中下气、美容养颜。

豌豆 + 山药 + 胡萝卜 + 枸杞子 + 盐 ▶ 熬粥食用，可健脾益气。

豌豆可被当作主食食用，但不能食用过多，否则会引起腹胀，若是搭配一些富含蛋白质的食物烹饪，营养价值更高。

豌豆还可以磨成粉末，然后加工成各种糕点、豆馅、粉丝、凉粉或者面条，比较著名的豌豆黄，主要原料就是豌豆粉，味道鲜美。青豌豆还可制成罐头食品。经过速冻、脱水或其他加工方式做成的豌豆制品在市场上越来越多见。软荚豌豆的豆荚可以作为蔬菜炒食。

## 养生指南

豌豆原产于西亚、地中海和埃塞俄比亚地区，因为其地理适应性较强，现已在世界各国普遍种植，汉朝时引入我国，在我国已有 2000 多年的栽培历史，主要分布在我国中部和东北部等地区。现在栽培的豌豆可分为粮用豌豆和菜用豌豆两大类型。菜用豌豆又分三类：一类是粒用豌豆，荚不宜食用，另一类是荚用豌豆，还有一类是粒荚兼用豌豆。粒用豌豆有白荚和青荚两个品种：青荚豌豆颜色好，鲜味足，粳性；白荚豌豆鲜味淡，糯性，早熟丰产，不仅荚色淡，豆粒颜色也淡。

豌豆中的蛋白质含量丰富且质量好，包含人体所必需的各种氨基酸，经常食用对生长发育大有益处。豌豆中的膳食纤维也比较丰富，常食有助于清肠排毒，可以有效地缓解便秘。

豌豆高钾低钠，可增强免疫力，还可以保护心血管。

## 选购方法

成熟得比较好的豌豆，荚果呈扁圆形，若是正圆形，则表示过老；用手紧握豌豆时，发出咔嚓的声响，则表示比较新鲜，这样的豌豆就可以购买。

## 保存方法

豌豆需要低温保存，购买的新鲜豌豆先不要清洗，直接放入冰箱冷藏即可。豌豆要随吃随剥，以免过早剥出而使豌豆仁变老。

## 食疗小偏方

### 治脾胃不和：

豌豆 120g，陈皮 8g，香菜 50g。把豌豆洗净后，用水浸泡 15 分钟，捞出沥水；香菜洗净切断；将陈皮冲洗一下；将汤锅加水置于火上，将所有材料倒入，煎煮。温服，3 次饮用完。

### 治便秘：

鲜豌豆150g，核桃仁 150g。锅中加水置于火上，将豌豆和核桃仁放入，煮熟烂，捞出放凉后，将其捣成泥状，然后加水煮沸。温服，每次食用 50mL，一天 2 次。

# 萝卜炒豌豆

材料：

白萝卜、豌豆各200g，小辣椒1个，葱50g，油10mL，盐3g，鸡精2g。

制作方法：

❶ 白萝卜洗净切丁备用；辣椒洗净切丝，葱洗净切成葱花；豌豆洗净沥干水分备用。

❷ 炒锅中加油烧热，放入葱花爆香，倒入白萝卜丁翻炒2分钟，然后加入豌豆继续翻炒。

❸ 往锅中加入半碗清水，炒至水干，放入盐和鸡精即可。

# 胡萝卜豆腐豌豆汤

材料：

胡萝卜、内酯豆腐各200g，西红柿2个，豌豆、土豆各100g，高汤200mL，油5mL，葱花5g，香油、水淀粉各5mL。

制作方法：

❶ 胡萝卜洗净切丁；土豆去皮洗净切块，西红柿洗净切块，豆腐切块。

❷ 锅中加油烧热，放入葱花爆香，倒入胡萝卜丁和豌豆翻炒，豆腐块倒入锅中翻炒均匀。

❸ 往锅中倒入高汤，加调料，放土豆块、西红柿块，加入水淀粉勾芡，出锅时淋上香油即可。

# 南瓜豌豆汤

材料：

南瓜200g，豌豆100g，葱2棵，鸡蛋1个，盐5g，酱油、香油各5mL，鸡精2g。

制作方法：

❶ 葱洗净切成碎末；南瓜去皮、瓤，洗净切块；豌豆洗净。

❷ 锅中加油烧热，放入葱花爆香，然后倒入南瓜块和豌豆翻炒。

❸ 加入清水烧开，煮至南瓜块熟烂，然后将鸡蛋液淋入锅内，放入调料，出锅即可。

# 豌豆西蓝花炒腊肠

材料：

豌豆100g，腊肠2根，西蓝花200g，红椒1个，玉米粒50g，盐2g，油10mL。

制作方法：

❶ 豌豆洗净，去除两端的筋；西蓝花洗净；将腊肠切小段；红椒切丝。

❷ 锅中加油烧热，将红椒丝放入爆香，然后放入腊肠段、豌豆翻炒，炒至豌豆稍微变色再放入西蓝花和玉米粒继续翻炒。

❸ 加入水，等水炒干之后放入盐出锅即可。

豆及豆制品养生馆

# 红腰豆

## 补铁养颜，养血补虚

红腰豆因为外形跟动物的肾脏比较相似而得名，是干豆中最有营养的一种，它原产于南美洲，现在亚洲的热带地区也有分布。虽然名字为红腰豆，但是它的颜色从深红到栗色各不相同。红腰豆含有多种营养成分，具有很高的食用价值，它含有丰富的维生素和铁、钾等矿物质，有补血养颜、增强免疫力的功效。

**成熟期：**
红腰豆成熟期为9月至10月。

**每100g红腰豆含有：**

| | |
|---|---|
| 淀粉 | 61.2g |
| 脂肪 | 106mg |
| 蛋白质 | 22.5g |
| 膳食纤维 | 15.2g |
| 烟酸 | 0.8mg |
| 铁 | 5.5mg |
| 镁 | 138mg |
| 钙 | 83mg |
| 钾 | 1.359mg |
| 磷 | 406mg |
| 钠 | 12mg |

性味：性平，味甘

适宜人群：糖尿病、高血脂患者

## 膳食专家说

豆类都有植物凝血素，生红腰豆所含有的植物凝血素会刺激消化道黏膜，并破坏消化道细胞，降低其吸收营养成分的功能，如果毒素进入血液，还有可能导致头痛、头昏、恶心等中毒反应。因此食用前一定要煮熟。

| 红腰豆 | + | 莲藕 | + | 排骨 | + | 无花果 | + | 盐 | ▶ | 熬汤食用，可补血养颜、增强免疫。 |
| 红腰豆 | + | 核桃仁 | + | 黑芝麻 | + | 玉米 | + | 燕麦 | ▶ | 熬粥食用，可补肾气、健脾胃。 |
| 红腰豆 | + | 鸡汤 | + | 莲子 | + | 白糖 | + | 盐 | ▶ | 熬粥食用，可补血、健脾。 |
| 红腰豆 | + | 木瓜 | + | 鲫鱼 | + | 姜 | + | 盐 | ▶ | 熬粥食用，可舒筋通络、补虚下乳。 |

红腰豆中含有丰富的膳食纤维，进入人体后，能促进人体的新陈代谢，有助于降低人体血液中的胆固醇含量。患有糖尿病、高血压的人群可以适量食用，有助于改善病情。

红腰豆中含有丰富的铁质和蛋白质，有助于补充营养，有些素食主义者因为不吃肉类，缺乏营养，而红腰豆正好可以补充铁质，帮助合成红细胞，从而预防缺铁性贫血。

红腰豆中含有的抗氧化物和维生素比较多，经常食用有助于提高人体的抗病能力、清除自由基、帮助细胞修复，从而延缓衰老。

## 美食

### 红腰豆炒芥蓝

**材料：**

红腰豆100g，芥蓝200g，胡萝卜50g，水淀粉10mL，香油20mL。

**制作方法：**

❶ 红腰豆在水中泡发，芥蓝切片，胡萝卜切片，红腰豆、芥蓝片余熟。

❷ 油锅烧热，放入红腰豆、芥蓝、胡萝卜片翻炒，用水淀粉勾芡翻炒至熟。

### 红腰豆山药花汤

**材料：**

红腰豆150g，胡萝卜200g，山药、黄豆、西蓝花各100g，红椒50g，油10mL，盐3g。

**制作方法：**

❶ 山药切块；西蓝花掰块；胡萝卜切丁；红椒切丝；红腰豆、西蓝花块、山药块分别焯水，捞出沥干备用；油锅烧热，加胡萝卜丁、红椒丝和黄豆翻炒。

❷ 将红腰豆、西蓝花块和山药块放入锅内，加水煮开，放盐调味即可。

### 百合胡萝卜拌豆

**材料：**

红腰豆、百合各100g，胡萝卜200g，盐3g，油10mL。

**制作方法：**

❶ 红腰豆泡水，百合掰成片，胡萝卜切菱形。

❷ 水烧开，将红腰豆、百合放锅内焯水。油锅烧热，加胡萝卜片、百合和红腰豆翻炒，调入盐即可。

## 选购方法

品质较好的红腰豆状似"鸡腰子"，颜色红润有光泽，颗粒饱满，带有正常的豆香味，购买时，挑选干燥、没有杂质的红腰豆比较好。

## 保存方法

红腰豆易坏，有些人直接将红腰豆装入布袋或者放在冰箱的冷藏室中，殊不知，豆子放在冷藏室仍然是会吸潮的。这是因为水果蔬菜、剩饭剩菜当中的水分会转移到比较干的粮食豆类当中。而且，霉菌能够耐受冷藏室的低温，时间久了也有长霉的危险。可以先把红腰豆装进不透水的袋子当中，密封之后放入冰箱。

豆及豆制品养生馆

# 花豆

## 健脾养胃，补肾壮阳

花豆又名红花菜豆，其豆子形状像动物的肾脏，颜色为白色与红褐色相间，属于豆科菜豆的一种。花豆因为表皮布满红色经络花纹而得名，花豆主产于湖南桂东地区，在当地，人们把它当作"神豆"。花豆是高淀粉、高蛋白质的保健食品，还含有丰富的维生素和矿物质等营养素，具有较高的食用价值。

**成熟期：**
花豆成熟期为8月至10月。

**每100g花豆含有：**

| 热量 | 1372kJ |
| --- | --- |
| 淀粉 | 62.7g |
| 蛋白质 | 19.1g |
| 膳食纤维 | 5.5g |
| 烟酸 | 3mg |
| 胡萝卜素 | 430μg |
| 铁 | 0.3mg |
| 镁 | 17mg |
| 钙 | 38mg |
| 钾 | 358mg |
| 磷 | 48mg |
| 钠 | 12.5mg |

性味：性平，味甘

小知识
花豆为桂东特产，播种于其他地区只开花不结果。

适宜人群：糖尿病、心血管病患者

## 膳食专家说

花豆含有丰富的蛋白质和17种氨基酸，被当成豆中珍品，身体虚弱的人可以适当食用来补养身体。花豆中也含有一定的钙质，对于孕妇来讲，也可以适量食用，有助于改善腿部痉挛的状况。

 花豆 +  豆腐 +  虾 +  西红柿 +  姜 ▶ 熬汤食用，可美容养颜。

 花豆 +  鸡肉 +  灵芝 +  枸杞子 +  香菇 ▶ 熬汤食用，可补肾壮阳。

 花豆 +  排骨 +  莲子 +  红枣 +  香菇 ▶ 熬汤食用，可补气安神。

  花豆 +   粳米 +  花生 +  玉米 +  胡萝卜 ▶ 熬粥食用，可健胃、助消化。

花豆中含有丰富的维生素和矿物质，经常食用有助于健脾养肾，肾虚乏力的人可以经常食用，有助于缓解症状，补养身体。

花豆中的膳食纤维也相当多，它有助于促进大肠蠕动，提高肠胃的消化功能，经常食用花豆有助于预防便秘，降低患大肠癌的概率。脾胃虚弱、消化不良的人比较适合食用。

花豆中含有的花青素，有抗氧化的作用。食用花豆后，被人体吸收的花青素有助于清除体内自由基，提高机体的活力，延缓衰老，还可以润肤养颜、补血美容。

食用花豆可以排除体内多余的水分，不仅利尿，还有助于排毒和防治水肿。

## 美食

# 花豆鱼汤

**材料：**

草鱼1条，花豆100g，酸菜、胡萝卜各150g，蒜、葱、辣椒、胡椒粉、盐各3g，油5mL。

**制作方法：**

❶ 花豆泡发，胡萝卜洗净切块，酸菜洗净切条。鱼处理干净，切片，用盐腌渍入味。

❷ 锅中加入油，放入胡萝卜块翻炒，冲入热水，煮开。放入花豆、酸菜条，慢慢放入鱼片煮熟，撒入蒜、葱、辣椒稍煮片刻，放入胡椒粉调味即可。

# 红枣花豆米羹

**材料：**

花豆100g，大米、小米、花生各50g，红枣8颗。

**制作方法：**

❶ 提前将花豆、大米、小米、红枣在清水中浸泡。

❷ 将花豆、大米、小米放在豆浆机中，加水，启动米糊键，开始制作米糊。

❸ 将米糊放入锅中，加红枣小火煮10分钟即可。

# 银耳花豆雪梨汤

**材料：**

花豆50g，雪梨1个，银耳2朵，冰糖5g。

**制作方法：**

❶ 花豆用水浸泡；银耳在清水中泡发；将雪梨去皮、去核，切成块。

❷ 锅中加入水，放入花豆和雪梨块煮沸，放入银耳煮沸后，转小火煮10分钟，放入冰糖即可。

## 选购方法

一般新鲜的花豆颜色比较淡，随着存放时间的增加，颜色会变得越来越深，因此在购买花豆时，挑选颜色淡的比较好。此外，优质花豆表皮比较光滑，豆粒饱满。

## 保存方法

将花豆晒干后，放进塑料袋中，扎紧口袋，放在冰箱冷藏室内保存。也可以装在一个罐子中，在花豆上撒些白酒，这样可以防止生虫，然后密封放在通风干燥处。放的时间久了花豆容易潮湿发霉，因此要时常拿出来晾晒。

豆及豆制品养生馆

# 蚕豆

## 健脾养胃，健脑益智

蚕豆又叫作胡豆，起源于北非和亚洲西南部地区，西汉时期张骞出使西域把蚕豆引入中国。现在在我国西南、长江中下游地区和青海地区广泛种植，以四川产量最高。蚕豆名字的来由一说是《本草纲目》称蚕豆"豆荚状如老蚕"，一说豆荚成熟时正当春蚕上蔟之时，故名蚕豆。蚕豆既是传统口粮，又是现代绿色食品和营养保健食品。

**成熟期：**

蚕豆成熟期为7月至9月。

**每100g蚕豆含有：**

| | |
|---|---|
| 热量 | 1414kJ |
| 淀粉 | 61.5g |
| 脂肪 | 1g |
| 蛋白质 | 21.6g |
| 膳食纤维 | 1.7g |
| 维生素C | 2mg |
| 钙 | 31mg |
| 镁 | 57mg |
| 钠 | 86mg |
| 磷 | 418mg |
| 钾 | 1117mg |
| 铁 | 8.2mg |

蚕豆荚
可以解毒，主治蛇咬伤

性味：性平，味甘

适宜人群：老人、脑力工作者

## 膳食专家说

蚕豆一定要煮熟食用。蚕豆容易诱发过敏，因此过敏体质者要慎食。另外，有蚕豆病家族史的人群不能吃蚕豆。

遗传性红细胞缺陷、慢性结肠炎、尿毒症等患者也不宜食用。

蚕豆 + 荠菜 + 豆腐 + 葱 + 姜 ▶ 熬汤食用，可健脑益智、清热降压。

蚕豆 + 鸡蛋 + 猪肉 + 葱 + 姜 ▶ 熬汤食用，可健脾开胃。

蚕豆 + 豆腐 + 虾仁 + 荸荠 + 葱 ▶ 熬汤食用，可消脂降压。

蚕豆 + 土豆 + 玉米 + 胡萝卜 + 牛奶 ▶ 熬粥食用，可益肝明目、健运脾胃。

蚕豆皮中含有的膳食纤维，有降低胆固醇、促进肠蠕动、防治便秘的作用。中医认为，食用蚕豆有益气健脾、利湿消肿的作用。

蚕豆所含氨基酸种类较为齐全，特别是赖氨酸含量丰富，有助于强身健体，增强体质。

蚕豆中含有丰富的磷脂和胆碱。磷脂是大脑和神经组织的重要组成成分，胆碱有增强记忆力的作用。对于正在应付考试的人和脑力工作者，适当进食蚕豆会有一定的补脑效果。

蚕豆中的钙可促进人体骨骼强健，有助于骨骼生长发育。

## 美食

### 口蘑炒蚕豆

材料：

蚕豆80g，口蘑200g，胡萝卜100g，葱、姜各5g，醋5mL，盐3g，油10mL。

制作方法：

❶ 口蘑洗净切块，胡萝卜洗净切菱形块，姜洗净切丝、葱切丁。

❷ 油锅烧热，放入姜丝和葱丁爆香，然后放入蚕豆、口蘑块和胡萝卜片翻炒至熟，加入调料即可。

### 清炒蚕豆

材料：

蚕豆200g，胡萝卜、香菇各100g，干红椒8g，料酒10mL，盐、鸡精、白糖各5g，油5mL。

制作方法：

❶ 胡萝卜洗净切菱形片，香菇洗净切块，油热后放蚕豆、胡萝卜片和香菇块翻炒。

❷ 加水，放入料酒、干红椒，盖锅盖焖5分钟，等蚕豆酥烂后加少量白糖，调入其他调料即可。

### 鲜蚕豆炒腊肉

材料：

蚕豆200g，腊肉100g，香油8mL，葱、豆瓣酱各8g，油5mL。

制作方法：

❶ 腊肉切片备用，蚕豆放入沸水中煮去豆腥味。

❷ 锅中放油烧热，倒入葱爆香，放入腊肉片和适量豆瓣酱，翻炒至腊肉片成黄色，再放入蚕豆翻炒片刻，加入香油即可。

首先要观察蚕豆的形状，要挑选颗粒饱满的、呈扁平且稍微向内凹陷的；然后看蚕豆的颜色，自然成熟的蚕豆呈黄色，若颜色过浅则表明成熟度不够；还可以闻一闻，若蚕豆带有异味，说明有防腐剂或者已经变质。

如果是新鲜的蚕豆，可以将外面的硬壳剥掉，然后放入冰箱的冷藏室中，这种存放方法优点是可以随吃随取，但不宜冷藏过久。也可以将晒过脱去水分的蚕豆放到塑料袋或者容器中，封口常温保存。

豆及豆制品养生馆

# 豇豆

## 健脾益气，利尿消肿

豇豆别名饭豆，是一种原产非洲的豆科植物，现广泛分布于热带、亚热带和温带地区。豇豆分为长豇豆和饭豇豆两种，在南方，春夏秋三季均可栽种。豇豆有长长的豆荚，豆荚长而像管状，质脆而身软，因此也被叫作"裙带豆"。豇豆的嫩豆荚肉质肥厚，炒食脆嫩，也可烫后凉拌或腌泡。

**成熟期：**

豇豆成熟期为8月至10月。

**每100g豇豆含有：**

| | |
|---|---|
| 热量 | 1407kJ |
| 淀粉 | 65.6g |
| 脂肪 | 1.2g |
| 蛋白质 | 19.3g |
| 烟酸 | 1.9mg |
| 胡萝卜素 | 60μg |
| 钙 | 40mg |
| 镁 | 36mg |
| 钠 | 6.8mg |
| 磷 | 344mg |
| 钾 | 737mg |
| 铁 | 7.1mg |

性味：性平，味甘

豇豆荚
性平、味甘，无毒，可以利水消肿

适宜人群：尿频者

## 膳食专家说

豇豆一次不要吃太多，以免产气腹胀，气滞便结者应慎食豇豆。

豇豆尤其适合肾虚、尿频、遗精及妇科功能性疾病患者食用。

豇豆 ＋ 玉米 ＋ 松仁 ＋ 葱 ＋ 白糖 ▶ 做菜食用，可美容排毒。

豇豆 ＋ 粳米 ＋ 莲子 ＋ 葡萄干 ＋ 红枣 ▶ 熬粥食用，可健脾胃。

豇豆 ＋ 黄豆 ＋ 粳米 ＋ 花生 ＋ 盐 ▶ 熬粥食用，可健脾胃、益气。

豇豆 ＋ 辣椒 ＋ 蒜 ＋ 白糖 ＋ 醋 ▶ 醋泡豇豆，可开胃消食。

## 食用方法

豇豆的食用方法很多，通常炒食，素炒荤炒都好吃，或制成豇豆干，与猪肉共煨，味甚鲜美。豇豆还可凉拌，将豇豆洗净焯好后摊开晾凉，然后加入醋、蒜、糖、油，爱吃芝麻酱的，可先用凉开水或醋将芝麻酱化开，再和豇豆一起拌。

豇豆还可以与其他谷类一起熬粥或者做成豆浆，也可做成菜泥加在粥里，营养丰富。

## 养生指南

豇豆具有健脾益气、和五脏、止消渴的功效，为脾胃虚弱者常食之品，主治脾胃虚弱、泄泻、痢疾、妇女白带过多，还可用于暑湿伤中、吐泻转筋。生豇豆中含有溶血素和毒蛋白，这两种物质容易引起中毒，因此生豇豆或未炒熟的豇豆不能吃。生豇豆的毒素对胃肠道有强烈的刺激作用，人在食用后会出现呕吐、腹泻等中毒症状。在烹饪豇豆时一定要充分加热，以保证有毒物质分解。

豇豆热量和含糖量都不高，饱腹感强，特别适合冠心病和糖尿病患者食用。

豇豆富含膳食纤维和硫胺素，能维持正常的消化腺分泌和胃肠道蠕动的功能，抑制胆碱酯酶活性，加速肠蠕动，帮助消化，增进食欲。

## 选购方法

一要看外表，品质好的豇豆粗细均匀，色彩鲜艳，富有光泽，籽粒饱满，没有虫蛀和斑点，这样的豆角比较适合。

二要看成熟度，老的豇豆豆角上面长有裂口，表皮比较皱，颜色发白，颗粒突出。

## 保存方法

新鲜的豇豆不宜保存，通常是现吃现买，吃不完的话就放在冰箱里短暂保存。另一种方法，将鲜豇豆经水煮后晒干保存，食用时凉水泡软即可烹饪。如果直接放在塑胶袋或保鲜袋中冷藏能保存5～7天，但是放久了会逐渐出现咖啡色的斑点。

豆及豆制品养生馆

## 食疗小偏方

### 治小便不利：

豇豆150g，空心菜80g。将豇豆和空心菜洗净，沥干水分并切成段；汤锅加水置于火上，将切好的豇豆和空心菜倒入其中，煎汤饮用。

### 治妇女带下白浊：

豇豆120g，藤藤菜120g，鸡肉100g，料酒、葱、姜、盐、味精各适量。将豇豆和藤藤菜洗净后，沥干水分；鸡肉处理干净，在沸水中汆烫片刻，捞出沥水；汤锅加水置于火上，将所有材料倒入，先用大火煮沸，然后再用小火煮片刻，炖煮至熟烂，调入少许调味品即可食用。

# 豇豆炖粉条

**材料：**

豇豆500g，粉条100g，鸡蛋1个，盐3g，鸡精2g，葱、姜各10g，油10mL。

**制作方法：**

❶ 豇豆洗净，切成丁；鸡蛋打散，放少许盐搅匀；葱、姜切丝；将粉条放在热水中浸泡。

❷ 将油锅置于火上，放入葱丝、姜丝爆香，然后倒入豇豆丁翻炒。

❸ 锅中加水，放入粉条，小火炖至粉条变软，放鸡蛋液，加调料翻炒均匀，出锅即可食用。

# 豇豆南瓜汤

**材料：**

豇豆90g，豇豆粒50g，南瓜300g，红椒2个，葱、姜、香菜各10g，油10mL。

**制作方法：**

❶ 豇豆洗净，切成小段；南瓜去皮去籽，切块备用；红椒洗净切块备用；葱、姜洗净切丝。

❷ 油锅烧热，放入葱丝、姜丝爆香，倒入豇豆段翻炒，加入半锅水，倒入南瓜块和豇豆粒煮开。

❸ 煮开之后转小火煮10分钟，放入调料，出锅后撒上香菜提鲜即可。

# 豇豆炒茄子

**材料：**

豇豆400g，茄子300g，红辣椒1个，葱、姜、蒜各5g，盐3g，油10mL。

**制作方法：**

❶ 豇豆洗净切段；茄子洗净切条；葱、姜、蒜切末；红辣椒切丝；将豇豆段和茄子条分别过油，捞出沥干油备用。

❷ 锅中留底油，将葱末、姜末、蒜末和辣椒丝爆香，把茄子条和豇豆段入锅翻炒至熟，放入调料即可。

# 豇豆猪肉水饺

**材料：**

猪肉馅300g，豇豆200g，面粉500g，姜、葱各20g，香油10mL，酱油5mL，鸡精3g，五香粉5g。

**制作方法：**

❶ 将肉馅中加入调料，搅打均匀。

❷ 豇豆焯水捞出切碎，与肉馅搅拌到一起。

❸ 将面粉加水做成饺子皮，包入馅料做成饺子。锅中加入水烧开放入饺子，煮熟捞出即可。

扁豆

## 健脾和中，祛暑化湿

扁豆是一种常见的食物，在我国各地已普遍栽培，其嫩荚长椭圆形，阔而肥厚，像月牙一样，扁平微弯。扁豆含有丰富的营养，包括蛋白质、脂肪、维生素及膳食纤维等，食用价值很高，吃法也多种多样，炒、煮、焖、做配菜都可以。

**成熟期:**

扁豆成熟期为7月至9月。

**每100g扁豆含有:**

| 热量 | 1420kJ |
|------|--------|
| 淀粉 | 61.9g |
| 蛋白质 | 25.3g |
| 膳食纤维 | 6.5g |
| 烟酸 | 2.6mg |
| 胡萝卜素 | 30μg |
| 铁 | 19.2mg |
| 镁 | 92mg |
| 钙 | 137mg |
| 磷 | 218mg |
| 钾 | 439mg |
| 钠 | 2.3mg |

性味：性微温，味甘

适宜人群：消化不良、脾虚者

豆及豆制品养生馆

### 膳食专家说

扁豆是一味补脾的良药，可用于脾虚所致的体倦乏力、食少便溏及泄泻，搭配适量的人参、白术，健脾化湿功效更佳。

扁豆中含有一种凝血物质和溶血性皂素，生食扁豆容易中毒。

扁豆 + 粳米 + 胡萝卜 + 枸杞子 + 冰糖 ▶ 熬粥食用，可消暑止呕。

扁豆 + 粳米 + 山药 + 蜜枣 + 红糖 ▶ 熬粥食用，可健脾化湿。

扁豆 + 黄豆 + 黑木耳 + 冬瓜 + 葱 ▶ 熬汤食用，可清热利水、消脂减肥。

扁豆 + 番茄酱 + 食用油 + 粳米 + 葱 ▶ 熬粥食用，可开胃、祛湿、和中。

## 食用方法

　　扁豆可以单独烹饪，蒜蓉扁豆就是一道不错的开胃小菜，也可以搭配其他食材炒，比如扁豆炒肉丝，还可以和土豆、排骨一起炖食。

　　扁豆搭配面条做成扁豆焖面也是一种比较普遍的食用方法，它也可以搭配鸡蛋做成酱爆鸡蛋扁豆食用。

　　生扁豆中含有毒素，因此在烹制时，炒的时间要长一点，充分炒熟了才可以食用。

## 养生指南

　　扁豆起源于亚洲西南部和地中海东部地区，在我国主产于山西、陕西、甘肃、河北、河南、云南等省。扁豆既可食用又可入药，《本草纲目》中记载扁豆具有"止泄泻，消暑，暖脾胃，除湿热，止消渴"的功效，是甘淡平和的健脾化湿药。特别适宜脾虚便溏、饮食减少、慢性久泄者，以及妇女脾虚带下、小儿消化不良者食用。扁豆花也可入药，有化湿解暑之功效，可用于夏季感受暑湿、发热、心烦、胸闷、吐泻等症状。

　　扁豆主要有绿色、白色和紫色三种，入药的一般为白扁豆。扁豆是甘淡平和的健脾化湿药，能健脾和中、消暑祛湿，适用于脾胃虚弱、便溏腹泻、体倦乏力、浮肿等病症。

　　荚果紫色的扁豆富含生物类黄酮，具有抗氧化的作用，经常食用有利于保护心脑血管，调节血压。

　　扁豆衣为扁豆的种皮，性味功用与扁豆类似，只是在功效方面要略微低于扁豆而已，用于防治脾虚泄泻、浮肿，有祛湿止泻等功效。

## 选购方法

　　常见的扁豆有三种，因荚色不同，分为白、青、紫三种。我们作为蔬菜食用的是嫩扁豆荚，品质比较好的扁豆比较肥大，豆荚比较长，颜色鲜嫩，没有虫害。市场上的以白扁豆为佳，豆荚肥厚肉嫩，清香味美。若荚皮薄、籽粒显、光泽暗则已老熟，只能剥籽食用。

## 保存方法

　　扁豆作为蔬菜不宜储存，最好能现吃现买。一般情况下，扁豆在 0~5℃的温度下，可以保存 1 周左右，但时间再长就会影响菜的味道。如果是挑选种子或者入药，要选老熟的扁豆，晒干密封后放在通风处储存。

## 食疗小偏方

**治脾虚湿盛的带下病：**

　　扁豆 80g，红糖 20g，新鲜山药 40g。扁豆清洗干净，在水中浸泡后去皮；山药洗净后去皮切成小块；汤锅中加入适量的清水，倒入扁豆和山药块，大火煮沸，然后用小火煮熟，调入适量的红糖即可。

**治暑热呕吐：**

　　扁豆 40g，粳米 60g，新鲜荷叶 1 片，白糖 10g。扁豆洗净，粳米淘洗干净，荷叶洗净；汤锅加水置于火上，放入扁豆和粳米，熬成粥，待粥

将熟时，把新鲜荷叶盖在粥上面，停火焖 3 分钟左右；然后去掉荷叶，加白糖搅匀即可食用。

# 豆蔬汤

材料：

豌豆20g，扁豆、豇豆、小青菜各50g，黄瓜2根，胡萝卜2根，西红柿、辣椒各1个，姜末、葱末各5g，油5mL。

制作方法：

1. 将扁豆放入水中浸泡，其他材料洗净切好。
2. 锅中加油烧热，放入葱末、姜末和辣椒丝爆香，倒入胡萝卜丁、豇豆、豌豆爆炒，放入黄瓜丁继续炒。
3. 锅中加水，倒入扁豆煮开，将小青菜、西红柿放块入煮开后转小火煮熟，放入调料即可。

# 山药扁豆蒸南瓜

材料：

山药250g，南瓜、鲜百合各200g，扁豆100g，冰糖20g。

制作方法：

1. 将新鲜百合剥开洗净，放入开水中焯一下；将扁豆洗净切条，放入开水中焯一下；山药洗净去皮，切成丁。
2. 南瓜去籽去皮，切片，与百合、扁豆条、山药丁一起码在盘子里；将冰糖放在南瓜上；锅中烧开水，把盘子放入锅内大火蒸熟即可。

# 清炒扁豆

材料：

扁豆500g，油20mL，盐、鸡精各3g，生抽5mL。

制作方法：

1. 将扁豆用清水洗净，择去两头。
2. 锅中加入清水烧开，倒入扁豆焯至7分熟，捞出沥水。
3. 锅中加油烧热，倒入扁豆，加盐翻炒，扁豆炒至熟软后调入生抽、鸡精，出锅即可食用。

# 扁豆米糊

材料：

扁豆、大米各100g，冰糖10g。

制作方法：

1. 大米淘净后，用温水浸泡3小时；扁豆用清水浸泡5小时。
2. 将泡好的大米和扁豆放入豆浆机内，加入3倍剂量的水，打成糊状。
3. 米糊倒入小锅中，加入冰糖，小火慢慢加热，待米糊沸腾后，再煮2分钟即可。

# 刀豆

## 温中益气、补肾止呕

　　刀豆原产于东半球热带地区，因豆荚状似刀子，故而得名"刀豆"。刀豆是豆科植物刀豆的种子及种荚，一般在秋季采收。刀豆嫩荚具有质地脆嫩、肉厚鲜美可口、清香淡雅的特点，是菜中佳品，可单作鲜菜炒食，也可和猪肉、鸡肉煮食，还可用于腌制酱菜或泡菜。

**成熟期：**
刀豆成熟期为8月至10月。

**每100g刀豆含有：**

| 热量 | 165kJ |
|---|---|
| 淀粉 | 7g |
| 蛋白质 | 3.1g |
| 膳食纤维 | 1.8g |
| 烟酸 | 1mg |
| 胡萝卜素 | 220μg |
| 铁 | 4.6mg |
| 镁 | 29mg |
| 钙 | 49mg |
| 钾 | 209mg |
| 磷 | 57mg |
| 钠 | 8.5mg |

性味：性温，味甘

刀豆荚
治胃寒呕吐

适宜人群：肾虚腰痛者、小儿疝气患者

## 膳食专家说

　　在烹制刀豆的时候，要注意火候，既不要把它煮成黄色，影响口感，又不能煮得过生。半生的刀豆食用时会有浓浓的豆腥味和生硬感，并且容易引起恶心、腹胀、呕吐等，所以刀豆一定要煮熟吃。

| 刀豆 | + | 红豆 | + | 水 | + | 红糖 | + | 姜 | ▶ | 熬粥食用，可防治胃寒呕吐。 |
|---|---|---|---|---|---|---|---|---|---|---|
| 刀豆 | + | 甘草 | + | 水 | + | 红糖 | + | 姜 | ▶ | 熬粥食用，可降逆止咳。 |
| 刀豆 | + | 猪腰 | + | 醋 | + | 盐 | + | 姜 | ▶ | 熬汤食用，可防治腰酸腰痛。 |
| 刀豆 | + | 莲子 | + | 花生 | + | 红枣 | + | 冰糖 | ▶ | 熬粥食用，可温胃养胃。 |

　　刀豆中有碳水化合物、微量元素、维生素、膳食纤维等多种成分，有助于维持人体正常的新陈代谢，增强人体多种酶的活性，提高机体的抗病能力。

## 美食

### 糖醋刀豆

**材料：**

刀豆200g，葱1棵，姜1块，油10mL，盐5g，白糖10g，醋10mL，香油5mL。

**制作方法：**

❶ 刀豆洗净，切小段；葱、姜洗净切末。

❷ 油烧热，刀豆段放入锅中炸熟，捞出控油。

❸ 碗内放入调料兑成芡汁；锅内留底油，倒入芡汁，再倒入刀豆段，炒匀，淋香油即可。

### 刀豆西红柿汤

**材料：**

刀豆120g，西红柿150g，胡萝卜100g，黄豆100g，鸡蛋1个，盐、味精各3g，香油3mL。

**制作方法：**

❶ 刀豆洗净切段，西红柿洗净切好，鸡蛋打散，胡萝卜洗净切块。

❷ 油锅烧热，放入西红柿块和刀豆段翻炒片刻。

❸ 加水，放胡萝卜块和黄豆炖；将熟时淋入鸡蛋液，放葱花，加调料即可。

### 刀豆肉包

**材料：**

刀豆300g，猪肉馅100g，面粉200g，酵母10g，盐、鸡精各3g。

**制作方法：**

❶ 面粉加入酵母、水和成软面团，静置发酵片刻。

❷ 刀豆洗净切丁，猪肉馅加调料搅匀静置5分钟。

❸ 将刀豆丁放入馅料中，搅拌均匀；把面团擀成包子皮包入馅料，然后放入锅里蒸熟即可。

## 选购方法

　　购买刀豆嫩荚时，要选择嫩荚为绿色、表皮光滑没有毛且又大又宽厚的。掰开时横断面可见荚果壁充实，豆粒与荚壁间没有空隙，撕扯两边筋丝很少。选择刀豆时应以无虫蛀、表面光滑、粉红色或淡紫色、脐黑褐色的为佳。如果刀豆在贮存过程中表皮出现褐斑，表示已老化，纤维化程度高，豆荚脱水，品质变劣。

## 保存方法

　　鲜刀豆吃不完可以放进冰箱冷藏室内储存，但不宜过久。刀豆也可以放在密封的罐子或者袋子中，置于阴凉、干燥、通风的地方保存。

別名：咸纳豆　科属：无

# 纳豆

## 补气健脾，防癌抗癌

纳豆最早起源于中国，也就是老百姓经常说的"酱豆"，和发酵豆、怪味豆相似。有古籍提到纳豆自中国秦汉以来开始制作，可见纳豆的历史悠久。纳豆主要是由黄豆经过纳豆菌发酵而制成的，当今在日本十分流行。

性味：性平，味咸

每100g纳豆含有：

| | |
|---|---|
| 淀粉 | 14.3g |
| 脂肪 | 11.0mg |
| 蛋白质 | 17.72g |
| 膳食纤维 | 5.4g |
| 烟酸 | 1.1mg |
| 铁 | 8.6mg |
| 镁 | 100mg |
| 钙 | 217mg |
| 钾 | 660mg |
| 磷 | 190mg |
| 钠 | 7mg |

纳豆菌
制作纳豆的一种有益菌，能抑制病原菌。

适宜人群：一般人群皆可食用

## 膳食专家说

食用纳豆的时候，最营养的方法是直接生吃。纳豆中有一种活性酶，在高温加热后会消失，高温烹制会降低纳豆的营养价值。

另外，纳豆一次不宜食用过多，以50~80g为宜。

 纳豆 +  山药 +  葱 +  芥末 +  酱油 ▶ 熬粥食用，可补中益气。

 纳豆 +  豆腐 +  白糖 +  葱 +  姜 ▶ 熬粥食用，可预防高血压。

 纳豆 +  鱼肉 +  姜 +  醋 +  香菜 ▶ 佐餐食用，可提高记忆力。

 纳豆 +  芋头 +  花生 +  黄瓜 +  白糖 ▶ 佐餐食用，可软化血管、保护血管。

纳豆可以直接食用，也可以作为一种配料佐菜用。纳豆带有淡淡的臭味，可以用一些带有香味的食物来中和味道，比如大葱、虾皮等。

纳豆黏性比较强，带有长长的拉丝，不喜欢拉丝的人，可以将纳豆加水稀释，拌上酱料食用。

## 养生指南

在唐朝时，纳豆随着佛教文化的传播由僧人传入日本，所以日本人称其为"唐纳豆"或"咸纳豆"，如今纳豆已成为日本有名的地方特色食品，日本人将其作为营养食品和调味品。经过研究发现，纳豆是一种高蛋白的滋养保健食品，纳豆中含有的酶，可消除体内部分胆固醇，调节血脂。

食用纳豆有助于清除肠道的废物，保护胃黏膜正常分泌胃液，促进消化，改善便秘。

纳豆中含有的纳豆激酶有助于溶解血管内部的血栓，促进血液循环，降低血管内壁上的胆固醇含量，有助于预防心血管疾病。

纳豆中含有丰富的维生素 C，有助于润泽肌肤，补充皮肤的水分，令肌肤水润光滑。纳豆还含少许核黄素，在身体细胞再生时，它有着重要作用，常食有美容养颜的作用。

## 选购方法

国内生产纳豆的厂家很少，因为纳豆的气味较大，使得纳豆的消费者甚少，而纳豆偏偏又不易保鲜，容易过期。在购买纳豆时，一定要注意保质期。纳豆拆口1周后会有点臭味，并不是因为它坏了，而是纳豆菌分解蛋白质造成的。

## 保存方法

没有开封的纳豆在阴凉干燥的地方保存即可，已经打开的纳豆必须放在冰箱中低温保存。纳豆最好在1周内食用完，这样才能更好地发挥其营养和食疗价值。

豆及豆制品养生馆

## 食疗小偏方

### 治脑血管疾病：

纳豆 120g。患有脑血管疾病的中老年人一天食用 1~2 次为最佳。

### 治脾气不足：

纳豆 120g，山药 100g，大米 100g。大米淘洗干净，山药洗净后去皮切成块；汤锅加水置于火上，倒入大米，煮沸后加入山药块，熬成粥，搭配纳豆即可。

# 豆腐

## 生津润燥，益气和中

豆腐是汉代淮南王刘安发明的绿色健康食品，刘安诞生于安徽六安市寿县与淮南市之间的八公山上，因此寿县又被称为豆腐的故乡。豆腐的发明是豆类制品的一个革命，让黄豆中的营养精华能更好地吸收利用，改变了黄豆在谷物中的地位。在《本草纲目》等古籍中，对豆腐都有记载。豆腐不仅味美，还能养生保健。

食用功效：

生津润燥，益气和中，清洁肠胃，清热解毒。

每100g豆腐含有：

| 热量 | 351kJ |
| --- | --- |
| 淀粉 | 3.4g |
| 蛋白质 | 6.6g |
| 脂肪 | 5.3g |
| 烟酸 | 0.21mg |
| 铁 | 1.2mg |
| 镁 | 41mg |
| 钙 | 78mg |
| 钾 | 118mg |
| 磷 | 82mg |
| 钠 | 5.6mg |

性味：性凉，味甘

适宜人群：心血管疾病、糖尿病患者

彩色豆腐
在制作中加入天然蔬菜果汁辅料，营养更为丰富。

## 膳食专家说

豆腐含有一定量的嘌呤，嘌呤代谢失常的痛风患者和血尿酸浓度增高者不能食用太多豆腐，以免加重病情。

豆腐每天的食用量在400g以内为宜，食用过多会加重肾脏负担。

豆腐 + 小白菜 + 火腿 + 鸡汤 + 葱 ▶ 熬汤食用，可补气生血。

豆腐 + 芋头 + 虾 + 葱 + 姜 ▶ 熬汤食用，可强筋壮骨。

豆腐 + 黑木耳 + 猪血 + 瘦肉 + 葱 ▶ 熬汤食用，可预防缺铁性贫血。

豆腐的食用方法有很多，可凉拌、炒食、煮汤，也可以油炸，还可以搭配肉末蒸豆腐羹食用，口味独特，营养丰富。

豆腐可以加工成豆腐乳食用，豆腐乳属于二次加工的豆制品，也是常见的佐菜食物，也可以用于烹调。

豆腐在唐朝时传入日本，宋朝时传入朝鲜，19世纪传入北美、欧洲和非洲，在其他国家市场中成为重要的健康产品。

中医理论认为，豆腐味甘性凉，入脾经、胃经、大肠经，具有益气和中、生津润燥、清热解毒的功效，可用以防治赤眼、消渴，并能解硫黄毒、烧酒毒等。

豆腐中的大豆卵磷脂，有益于神经、大脑的生长发育，有健脑益智的作用。

豆腐中含有的植物雌激素能保护血管内皮细胞，使其不被氧化破坏。如果经常食用豆腐，可以有效地减少血管系统被氧化破坏。植物雌激素还能有效地预防骨质疏松症，是更年期人群的"保护神"。

豆腐中的大豆蛋白较为特殊，它可以显著降低血浆胆固醇、甘油三酯和低密度脂蛋白。所以大豆蛋白恰到好处地起到了降低血脂的作用，保护了血管，有助于预防心血管疾病。

优质的豆腐颜色均匀，呈乳白色或者淡黄色，富有光泽。劣质豆腐颜色呈深灰色或者深黄色，色泽较暗或者无色泽。将豆腐切开时，用手轻压切口处，有一定的弹性、质地细腻、没有其他杂质、切开处比较完整的豆腐是质量比较好的。

豆腐很容易变质，特别是夏天，豆腐买回家后应立刻浸泡于水中，并放入冰箱冷藏，烹调前再取出。

豆腐用清水冲洗后，放在干净的盆里。将盐化在沸水里，待冷却后倒入放豆腐的盆里（以全部浸没豆腐为好），这样处理过的豆腐放半个月也不会坏掉。

豆及豆制品养生馆

### 治下肢溃烂：

淡盐水20mL，豆腐100g。用淡盐水将伤患处清洗干净；豆腐切成丁，捣成碎渣，涂抹在患处，一天涂1次即可。

### 治肺阴虚：

豆腐100g，冰糖10g，鲜泽泻50g。将豆腐切成块，泽泻洗净后，沥干水分；锅中加水置于火上，将豆腐块和鲜泽泻倒入锅中，大火煮沸，然后中火煎煮即可；去渣取汁，加入适量的冰糖饮用，每天1次，连服1~2个月。

# 白菜豆腐汤

**材料:**

豆腐300g,小白菜100g,葱、姜各10g,香油5mL,盐、鸡精各3g。

**制作方法:**

❶ 小白菜洗净切成小段备用,豆腐切小块备用,姜洗净切片,葱洗净切段。

❷ 锅中加半锅水烧开,把切好的豆腐块放进锅中,放入姜片和葱段煮3分钟。

❸ 放入小白菜段再煮3分钟后,加入盐、鸡精和香油,出锅即可食用。

# 剁椒煎豆腐

**材料:**

豆腐300g,剁椒100g,葱10g,盐3g,醋、生抽各5mL,鸡精2g,香油5mL。

**制作方法:**

❶ 豆腐切成厚片备用,葱洗净切成葱花。

❷ 锅中加入油烧热,放入豆腐小火煎至两面呈金黄色。

❸ 小碗里放入葱花、盐、醋、生抽、鸡精做调料;锅里放少许油烧热后煸炒剁椒,将油和剁椒泼到调料里,再将调料浇到豆腐上即可。

# 家常豆腐

**材料:**

豆腐300g,姜片5g,蒜两瓣,红椒1个,香菜碎、葱花各10g,老抽10mL,盐3g,香油、水淀粉各5mL。

**制作方法:**

❶ 豆腐切方块。姜、蒜、红椒洗净切末。锅中放油,烧热后放入豆腐块。煎至两面焦黄后盛出。油锅中放入葱末、姜末、蒜末,加入水、盐和老抽,大火烧开。

❷ 在锅中加入煎好的豆腐,待豆腐吸足汤汁后盛出,加入红椒末、香菜碎后转小火略烧。加入水淀粉烧开后关火。做好的汤浇在豆腐上即可。

# 鱼头豆腐汤

**材料:**

鱼头1个,豆腐300g,牛奶500mL,姜5g,蒜2瓣,油10mL。

**制作方法:**

❶ 将豆腐切成方块,鱼头洗净,姜洗净切丝。

❷ 锅中加油烧热,放入姜丝和蒜瓣爆香,再放入鱼头煎至两面金黄。

❸ 把豆腐块倒入锅中,加入牛奶,盖上盖子小火煮20分钟,出锅装盘即可。

**每100g香干含有:**

| | |
|---|---|
| 热量 | 637kJ |
| 淀粉 | 5.1g |
| 脂肪 | 7.8g |
| 蛋白质 | 15.8g |
| 膳食纤维 | 0.8g |
| 烟酸 | 0.3mg |
| 胡萝卜素 | 40μg |
| 铁 | 5.7mg |
| 镁 | 88mg |
| 钙 | 299mg |
| 钾 | 99mg |
| 磷 | 219mg |
| 钠 | 234.1mg |

## 健脾养胃，补虚强身

香干是经黄豆加工而来的，食用起来鲜香爽口，嚼起来比较有韧劲。现在市场上的香干制品采用传统工艺及现代加工设备精制而成，丰富多样，是现代生活中的一种大众消闲食品。作为豆制食品，香干中含有大量的黄豆蛋白，具有一定的食用价值。

性味: 性平，味咸香

适宜人群: 肥胖症、心血管疾病患者

**豆及豆制品养生馆**

---

**膳食专家说**

香干在加工过程中通常加入了大量的盐，因此高血压患者一次不能食用过多，否则会导致血压上升。

| 香干 | + | 毛豆 | + | 猪肉 | + | 青椒 | + | 姜 | ▶ | 炒菜食用，可补虚强身。 |
| 香干 | + | 韭菜 | + | 辣椒 | + | 葱 | + | 姜 | ▶ | 炒菜食用，可补肾壮阳。 |
| 香干 | + | 海带 | + | 姜 | + | 葱 | + | 白糖 | ▶ | 炒菜食用，可健脾利水。 |
| 香干 | + | 猪肚 | + | 蘑菇 | + | 葱 | + | 姜 | ▶ | 炒菜食用，可健脾胃。 |

香干切成小片后，搭配腊肉、蒜苗或者芹菜、韭菜一起炒食，不仅味美，而且富含营养。香干还可以切碎，作为包子的馅料使用。

香干也可以作为凉菜的配菜食用，可搭配黄瓜、丝瓜等，也可以卤制后做成卤香干，作为小零食食用，口味也很好。

香干本身含钠较多，所以糖尿病、高血压患者应该少食。

香干制品以黄豆为主要原料，经备料、除杂、浸泡、磨浆、甩浆、煮浆、凝固、压榨、成形、油炸、卤煮、冷却而成，辅以天然植物香料，色香味美，鲜甜可口，营养丰富，老少皆宜。在加工过程中，黄豆浸泡的时间、冷浆分离的技巧、豆浆蒸煮的技巧等都有很大的讲究。

香干富含钙质，食用后可以补充人体每天所需的钙质，有助于身体的强健。对于正在发育中的青少年来说，食用香干可促进骨骼的发育。

香干中的蛋白质含量比较高，还含有盐分和丰富的矿物质，这有助于为人体补充能量，增加营养，滋养身体。

香干中的维生素含量也相当可观，食用后有助于清除血管壁上的废物，促进血液循环，保护血管，对于预防心血管疾病有一定的作用。

香干除了补充人体营养外，其味道还可以增加人们的食欲，食欲不振的人可以适量食用。

在超市购买香干时，要选择有防污染包装的香干，真空包装的香干要注意观察其标签是否齐全，距过期日子比较近的不要购买，有漏气或者包装表面发黏的香干也不要购买。良质香干气味清香，滋味纯正，咸淡适中。次质香干粗糙，弹性差，香气平淡，滋味平淡，或过咸。

应遵循少量购买、及时食用的原则，不宜大量囤货。剩下的香干，应用保鲜袋扎紧放置冰箱内并尽快吃完，如果发现袋内有异味或表面发黏，请不要再食用。

### 治便秘：

香干60g，淀粉30g，白菜400g，油30mL，调味料10g，姜2块。白菜洗净后，切成丝，香干切成条状；姜去皮切末，淀粉勾芡；炒锅倒油置于火上，爆香姜末，放入白菜丝和香干条煸炒至熟，调入调味料搅匀，淋入芡汁。

### 治湿热泄泻：

香干120g，蒜6g，紫苋菜350g，白糖2g，味精3g，香油5mL，盐5g。紫苋菜洗净后，入沸水中焯一下，捞出后切成段；用味精和白糖将紫苋菜段腌渍一下，香干切条；炒锅倒油置于火上，爆香蒜末，翻炒香干，然后倒入苋菜段，炒熟即可。

# 香干炒芹菜

材料：

香干200g，芹菜300g，猪肉100g，香油5mL，盐5g，小葱1棵。

制作方法：

❶ 猪肉洗净切成肉末；芹菜择去根、叶、筋，洗净，切成小段；香干洗净，切成干丝；小葱洗净切成葱末。

❷ 水烧沸，芹菜段放入焯片刻；锅中油热，放入猪肉末翻炒；将芹菜段放入炒片刻，再把香干丝倒入翻炒，加调料拌匀，撒上葱末即可。

# 卤五香香干

材料：

香干500g，香油、酱油各10mL，绍酒50mL，盐3g，味精2g，八角6g，桂皮、花椒、五香粉各5g。

制作方法：

❶ 锅中加入适量的水，放入盐、味精、绍酒、酱油、花椒、桂皮、八角、五香粉烧沸后改用小火再煮10分钟。

❷ 将香干切块放入卤汁内，放入香油，煮30分钟，使香干颜色变成深红色，卤汁味深入香干中即可。

# 韭菜炒香干

材料：

香干300g，韭菜100g，红辣椒1个，盐、鸡精各3g，花椒油、生抽各5mL。

制作方法：

❶ 将香干洗净切成条状；红辣椒洗净切丝；韭菜洗净切段。

❷ 锅中加水烧开，放入香干焯水，捞出过凉水。

❸ 锅中加油烧热，倒香干条煸炒，韭菜段、红辣椒丝放锅中炒至断生，放入生抽，再翻炒几下，调入盐、鸡精即可。

# 香干炒肉片

材料：

香干300g，猪肉200g，青椒1个，蒜2瓣，淀粉10g，油、生抽各5mL，盐5g。

制作方法：

❶ 猪肉洗净切成片，用盐腌渍；青椒洗净切丝；香洗净干切条。

❷ 锅中加油烧热，爆香蒜瓣，放入猪肉片煸炒，放入青椒丝、香干条继续翻炒。

❸ 加生抽调味，加淀粉勾芡即可。

# 千张

## 益气补血、降压降脂

千张是豆制品的一种，又被称为豆皮。它是以黄豆为原料加工而成的，是一种薄薄的豆腐干片，颜色多呈白色，食用方法多种多样，既可清炒、凉拌，又可煮汤食用。千张的叫法出自苏南、赣及皖地区。在我国北方，千张被称为豆腐皮。

性味：性平，味甘

### 每100g千张含有：

| | |
|---|---|
| 热量 | 1096kJ |
| 淀粉 | 5.5g |
| 脂肪 | 16g |
| 蛋白质 | 24.5g |
| 膳食纤维 | 1g |
| 烟酸 | 0.2mg |
| 铁 | 6.4mg |
| 镁 | 80mg |
| 钙 | 313mg |
| 钾 | 94mg |
| 磷 | 309mg |
| 钠 | 20.6mg |

适宜人群：一般人群皆可食用

**干千张**
风干的千张风味大减，香味大打折扣，千张要吃新鲜的。

**臭干张**
宜宾特产，闻着臭，吃着香。

---

### 膳食专家说

千张营养丰富，比较适合糖尿病患者食用。千张中含有丰富的钙质，对于产后乳汁不足的产妇来讲，千张也是一种补养佳品，有催乳的作用。

千张 + 胡萝卜 + 白糖 + 香菜 + 醋 ▶ 炒菜食用，可补充钙质。

千张 + 黑木耳 + 红椒 + 醋 + 姜 ▶ 炒菜食用，可软化血管。

千张 + 瘦肉 + 醋 + 红椒 + 白糖 ▶ 炒菜食用，可开胃消食。

千张 + 海带 + 白醋 + 葱 + 蒜 ▶ 炒菜食用，可防治水肿。

千张作为半干性豆制品，是素食中的最佳配料，可以将其切成细丝，在沸水中略煮，然后搭配韭菜、白菜等蔬菜直接凉拌食用，或者搭配肉丝炒食。

千张还可以用来炖汤、做烩菜，营养丰富，也可以加工制成卤豆皮，味道鲜美。

**制作方法**

千张的制作方法其选料、磨浆、上锅与腐竹相同，不同的工艺如下：

1. 点卤：将豆浆入锅大火蒸煮后，当浆温在80℃时，每100kg黄豆用量4～5kg，点卤后成豆腐花。

2. 浇制：将特制的百叶箱套在底板上，用白布套上，四角摊平，不折不皱，然后把豆腐花勺舀起缸，搅碎均匀浇在盖箱的布上，把布四角折起，盖在豆腐花上。

3. 压榨：把浇制好的薄千张，移到榨位上压榨。先轻轻逐步加压，约10分钟后，再把百叶箱套全部脱出。

4. 剥叶：将盖皮四角揭开，使薄千张与布松开，再翻布，一手揿住四角，一手将百叶布拉起即可。每100kg黄豆，可加工千张成品200～220张。

**养生指南**

千张中的蛋白质比较丰富，且属于完全蛋白，含有8种人体所需的氨基酸，且比例也接近于人体所需，营养价值很高。经常食用千张有助于增强体质，提高免疫力。

千张一般人群皆可食用，尤其适宜身体虚弱、营养不良、气血双亏、身体消瘦的老年人食用。

千张中的钙含量也不低，其他矿物质含量也比较丰富，经常食用千张可以补充人体所需的钙质，促进骨骼发育。

**选购方法**

品质比较好的千张，皮薄，呈半透明状态，颜色是黄色的，富有光泽，没有破损，经过水浸泡后，变得柔软但不会觉得黏，表面光滑。

千张有薄有厚，并且都有一定的韧性，一折、一碰就碎的属于劣质千张。买回来后将千张在热水中浸泡，水的颜色为白色，如果发黄，很可能添加了色素。

**保存方法**

将千张放在清水中，让水没过千张，然后用保鲜膜盖住，置于冰箱中保存。

**豆及豆制品养生馆**

**食疗小偏方**

**补充营养：**

千张20g，盐2g，香菇5g，排骨20g。千张洗净切丝，香菇洗净泡发，排骨清洗干净备用；锅中加水，水开后放入排骨、香菇炖30分钟后，加入千张丝再炖1小时左右，加入少许的盐搅拌均匀即可。

**强健骨骼：**

千张20g，鲫鱼1条，葱段、姜片各2g，料酒1mL，盐3g。千张洗净切丝，鲫鱼剖开清洗干净，用料酒腌渍10分钟左右；锅中加水放入鲫鱼、葱花、姜片大火炖30分钟左右，再加入千张丝小火炖至汤白即可。

# 千张茼蒿卷

**材料:**

千张80g, 茼蒿500g, 蒜2瓣, 盐3g, 黄豆酱8g。

**制作方法:**

❶ 将千张洗净备用; 茼蒿洗净, 切段备用; 蒜洗净, 切末。

❷ 锅里烧开水, 放千张焯水, 捞出; 茼蒿段焯水, 捞出冲凉水。千张铺在案板上, 将茼蒿段用手挤出水分后铺在千张上, 卷起来, 切段。

❸ 盘中以黄豆酱铺底, 把千张卷摆在盘中, 蒜洒在上面即可。

# 千张肉卷

**材料:**

千张200g, 熟肉糜80g, 葱5g, 红椒8g, 盐、香油、鸡精、生抽各适量。

**制作方法:**

❶ 千张用水洗净; 红椒洗净, 去蒂, 切丝; 葱洗净, 切段。

❷ 将千张、红椒丝放入沸水中焯熟, 捞出放凉; 熟肉糜用生抽、鸡精调味, 卷入千张中。

❸ 将千张装盘, 葱段、红椒丝码在上面, 撒上盐、鸡精, 淋上香油、生抽, 搅匀即可食用。

# 小炒千张

**材料:**

千张200g, 红椒2个, 蒜2瓣, 高汤100mL, 盐、葱花各3g, 香油、生抽各5mL。

**制作方法:**

❶ 将千张切片, 放入水中浸泡, 捞出备用; 红椒洗净切圈; 蒜洗净切末备用。

❷ 锅中油烧热, 放入红椒圈、蒜末煸香。

❸ 将千张片下锅, 与红椒圈、蒜末、葱花一同翻炒, 加入生抽, 调入盐翻炒均匀, 添加2~3勺高汤, 焖煮1~2分钟使千张入味。

# 千张炒肉

**材料:**

千张200g, 猪肉100g, 红椒1个, 蒜苗2根, 蒜2瓣, 葱、姜各5g, 油10mL。

**制作方法:**

❶ 猪肉洗净切片, 葱、姜洗净切末, 红椒洗净切片备用, 蒜苗洗净切段备用, 千张切片备用。

❷ 炒锅上火倒油, 油热后倒入姜、葱末爆香, 随之倒入红椒片和蒜苗段翻炒; 将猪肉放入锅中煸炒, 等肉变色后放千张, 加盐一同翻炒均匀。

❸ 将蒜苗叶撒入锅中, 即可出锅。

**腐竹**

## 温中和胃，益气补虚

　　腐竹又称腐皮或豆腐皮，由煮沸豆浆表面凝固的薄膜干燥而成。腐竹呈浅麦黄，有光泽，蜂窝均匀，折之易断，是中国人最喜爱的豆制品之一，含有浓郁的豆香味，并具有其他豆制品所不具备的独特口感。

**每100g腐竹含有：**

| | |
|---|---|
| 热量 | 1928kJ |
| 淀粉 | 22.3g |
| 脂肪 | 21.7mg |
| 蛋白质 | 44.6g |
| 膳食纤维 | 1g |
| 烟酸 | 0.8mg |
| 铁 | 16.5mg |
| 镁 | 71mg |
| 钙 | 77mg |
| 钾 | 553mg |
| 磷 | 284mg |
| 钠 | 26.5mg |

性味：性平，味甘

浸泡技巧
腐竹适宜用冷水泡发，因为用热水泡的腐竹易碎。

适宜人群：一般人群皆可食用

豆及豆制品养生馆

---

**膳食专家说**

　　腐竹虽然富含营养，但所含的热量比其他的豆制品都要高，过度食用会导致体重增加，因此正在减肥或者需要控制体重的人不宜常吃。

　　肾功能不全者也不宜食用腐竹。

腐竹 + 鲢鱼 + 花生 + 红枣 + 菜心 ▶ 熬汤食用，可补血养颜，温中暖胃。

腐竹 + 黑木耳 + 花生 + 莲藕 + 胡萝卜 ▶ 熬汤食用，可生津、养胃、润肠。

腐竹 + 白果 + 猪肚 + 姜 + 盐 ▶ 熬汤食用，可健脾开胃，补脑补肾。

腐竹 + 猪肉 + 荸荠 + 姜 + 蒜苗 ▶ 熬汤食用，可补气生血。

　　腐竹可以炒食也可以凉拌，还可以搭配其他食材煮汤食用，为了使菜品更加美观，在烹制腐竹的时候最好用凉水或者温水泡发，且不宜泡水太久。

　　腐竹还可以用来红烧、卤制、油炸等，红烧腐竹时，可以搭配胡萝卜、黑木耳等食材，这样可以保证腐竹的色、香、味俱全。

　　腐竹最适合中午吃，能健脑醒神、缓解疲劳。运动之前吃腐竹能为身体迅速补充能量。

　　腐竹是深受人们喜爱的高蛋白食品。腐竹加工始于唐代，距今已有 1000 多年的历史。腐竹可以为人体补充钙质，能防治因缺钙导致的骨质疏松，促进骨骼发育。常吃腐竹可健脑并预防血管硬化，保护心脏，降低血液中的胆固醇含量，几乎适合一切人群食用。

　　腐竹中含有丰富的优质蛋白和卵磷脂，经常食用有助于为人体提供能量，补充大脑所需的营养，适合用脑过多的人和老年人食用。

　　腐竹中的谷氨酸含量相当丰富，谷氨酸在大脑活动中起着十分重要的作用，它可以促进大脑兴奋，预防阿尔茨海默症，延缓衰老。

　　腐竹中含有丰富的卵磷脂，它有助于清除依附在血管壁上的胆固醇，降低血液中的胆固醇含量，从而降低血脂，可预防高脂血症和心脑血管疾病。

　　一看腐竹的颜色，呈淡黄色、富有光泽的为佳，如果颜色较暗淡，呈灰黄色或者深黄色，无光泽，则为劣质腐竹。二看腐竹的形状，状似枝条或者叶片者比较好；把腐竹折断时，折断面有空心的是好腐竹。三闻腐竹的气味，腐竹有其固有的香味，没有其他异味，如果腐竹香味比较淡或者有酸味、霉味，则不要购买。

　　腐竹适合久放，可将腐竹充分晒干，然后装入塑料袋中，封口后置于阴凉、通风的干燥地方保存，注意防虫防潮。夏季腐竹容易吸附空气中的水分，应时常拿出来晾晒。

**治气血不足：**

　　腐竹 60g，虾米 6g，鸡蛋 2 个，淀粉 3g。腐竹和虾米分别泡发；然后将腐竹切成细丝，鸡蛋打散，淀粉勾芡；锅中加水置于火上，大火煮开，然后倒入腐竹丝、虾米，煮至腐竹丝松软；调入盐、淋入鸡蛋液，勾芡即可。

**降脂除油：**

　　腐竹 120g，猪肝 120g，小米 60g，粳米 120g。腐竹泡发后切碎，猪肝洗净氽烫后切成片，粳米和小米洗净；锅中加水置于火上，然后放入粳米和小米，大火煮沸后放入腐竹碎和猪肝片，转入小火熬成粥即可。

# 腐竹拌肚丝

材料:

腐竹、猪肚各200g,香菜、姜、葱各5g,香油5mL,油泼辣子10g。

制作方法:

1. 将腐竹泡发切成丝;猪肚洗净切丝备用;香菜洗净切段;葱洗净切丝;姜洗净切末。

2. 锅中加清水烧开,将腐竹丝、猪肚丝放锅内焯熟。

3. 腐竹丝捞出沥干水分,放在盆中;将猪肚丝连同葱丝、姜末、香菜段一起放在盆中;加入调料,最后再淋上少许香油即可。

# 腐竹拌芹菜

材料:

腐竹300g,芹菜200g,香醋、生抽各5mL,花椒油3mL,白糖、盐各3g。

制作方法:

1. 将芹菜洗净斜切成段,放入沸水中焯一下。

2. 将腐竹用沸水焯一下,沥干水分,切段。

3. 取出一个碗,把香醋、生抽、盐、白糖在碗中调匀,然后将调好的汁浇在芹菜段和腐竹段上,倒一勺花椒油拌匀即可。

# 腐竹烧鳝鱼

材料:

腐竹100g,鳝鱼200g,红椒2个,水淀粉、油各15mL,生抽10mL,料酒15mL,葱、姜各5g。

制作方法:

1. 鳝鱼去内脏和头部,洗净切段,用料酒、姜片腌制;腐竹提前泡发,斜切成段;红椒洗净切片。

2. 锅中加水烧开,将鳝鱼段放入沸水中余一下;油锅烧热,放入葱、姜爆香,倒入鳝鱼段翻炒均匀后加入腐竹段、红椒片翻炒;放入调料,炖煮至没有汤汁,倒入水淀粉,大火收汁,盛出即可。

# 腐竹猪肝汤

材料:

新鲜猪肝100g,腐竹200g,平菇50g,辣椒1个,葱、姜各10g,盐3g,油5mL,花椒5g。

制作方法:

1. 将猪肝洗净,挑去白筋,切成薄片,然后放入沸水中余烫捞起;腐竹洗净切成小段;平菇洗净撕成小朵。

2. 油锅烧热,放花椒、葱、姜,大火爆香。放入辣椒、平菇和腐竹段,炒均。

3. 加半锅水烧开,将猪肝片放入锅中,再小火煮一会儿,放入盐即可。

# 第四章

# 薯类养生馆

薯类是可以作为主食食用的植物块根或块茎，含有丰富的碳水化合物、矿物质和维生素。薯类栽培于肥沃、深厚的土壤，充分吸收了土壤的养分，兼有谷类和蔬菜的双重好处。研究发现，薯类普遍含有抗氧化的多酚类成分，且具有很好的清肠作用，还可以促进人体的新陈代谢。紫薯含有丰富的花青素，有清除自由基、抗衰老的功效；山药含有提高免疫力的黏蛋白成分；红薯含有大量柔软的纤维，对预防便秘和肠癌特别有益。

# 红薯

## 宽肠通便，抗癌抗衰

红薯为一年生旋花科植物，是人们所喜爱的一种药食兼用的健康食品。红薯中含有丰富的蛋白质、淀粉、维生素等营养物质，并具有抗癌抗衰、预防便秘等功效，享有"长寿食品"的美誉。

**成熟期：**
红薯成熟期为8月至10月。

**每100g红薯含有：**

| | |
|---|---|
| 热量 | 444kJ |
| 淀粉 | 25.2g |
| 脂肪 | 0.2g |
| 蛋白质 | 1.4g |
| 膳食纤维 | 1mg |
| 烟酸 | 0.6mg |
| 镁 | 17mg |
| 钙 | 24mg |
| 钾 | 174mg |
| 锌 | 0.22mg |
| 铁 | 0.5mg |

性味：性平，味甘

适宜人群：一般人群皆可食用

红薯肉
味美甘甜，糖尿病患者应少食或不食。

红薯皮
生物碱含量较多，食用过多会导致肠胃不适，应少食。

**膳食专家说**

红薯最好在蒸熟的情况下食用。红薯中含有的淀粉颗粒，只有在高温下才能被破坏，不然会难以消化。

红薯 + 梨 + 西红柿 + 蜂蜜 + 杨梅 ▶ 熬汤食用，可生津止渴。

红薯 + 毛豆 + 鸡蛋 + 鸡肉 + 胡椒 ▶ 熬汤食用，可预防动脉血管硬化。

红薯 + 燕麦片 + 牛奶 + 白糖 + 松仁 ▶ 熬粥食用，可促进排便、协助减肥。

红薯 + 干百合 + 大米 + 黑芝麻 + 白糖 ▶ 熬粥食用，可益气、滋阴、通便。

红薯中蛋白质和脂肪的含量不高，是不能单独食用的。食用红薯时最好搭配青菜和肉类，这样有助于营养平衡。

**养生指南**

红薯又称番薯，相传最早由印第安人培育，后来传入菲律宾，被当地统治者视为珍品。16世纪传入中国福建，经过500多年的种植和培育，红薯遍布中国广大地区。红薯喜光喜温，属不耐阴植物。红薯味道甜美，含有大量的淀粉、蛋白质、维生素，还有较多的膳食纤维，既能促进肠胃的蠕动，又能阻止多余的糖类转变成脂肪，是便秘者和肥胖者首选的食疗食品。

红薯中含有 $\beta$ - 胡萝卜素和维生素C，具有一定的抗氧化作用，能抵抗自由基的侵害，起到一定的抗癌作用。

红薯还可抑制血管中胆固醇的沉积，保持血管的弹性，有助于预防或缓解心脑血管疾病。

此外，红薯中还含有大量的抗氧化物质，可以防癌抗癌，是一种延年益寿的食物。不过，若红薯长有黑斑，是不能食用的。

**选购方法**

挑选红薯一定要细心。好的红薯一般外表光滑、干净、色泽发亮，而且果实比较坚硬。表皮有伤的红薯不耐保存，如果不立即食用就不要挑选表皮有伤的红薯。若是红薯表面上有小黑洞，表明红薯内部已经腐烂，不能食用，建议不要挑选这样的红薯。

**保存方法**

储存红薯时，应注意储存环境温度。温度过低，会让红薯受冻，形成硬心，不易蒸煮；温度过高，红薯又会发芽。所以，温度最好控制在15℃左右。将红薯放置在透气的木板箱内，红薯上再盖些干草，可防止红薯受潮。

薯类养生馆

**食疗小偏方**

治便秘：

红薯300g，油10mL。将红薯洗净，去皮切成小块，炒锅放油置于火上，油热后加入红薯块翻炒，炒熟即可。每日食用2次。

治消化不良：

红薯180g，鸡蛋2个，橙汁10mL。将红薯洗净，去皮切成小块，鸡蛋打散。将红薯块和橙汁倒入锅中一起煮沸，红薯块煮熟即可，然后将打碎的鸡蛋淋在红薯上即可。

# 八宝红薯泥

材料:

红薯500g,葡萄干20g,瓜子仁10g,玉米粒30g,青豆12g,白糖15g,香油5mL。

制作方法:

❶ 红薯洗净煮熟,去皮,再压成红薯泥;将白糖加热至全部溶化为糖浆。

❷ 锅中加香油置于火上,放入红薯泥、糖浆翻炒,使糖浆、红薯泥、香油融为一体,再放入葡萄干、瓜子仁、玉米粒、青豆炒匀,盛盘中或者放入模具中即可。

# 红薯炖牛肉

材料:

红薯1个,牛肉500g,蒜2瓣,料酒1勺,老抽1勺,姜1块,葱1棵,盐5g,油10mL。

制作方法:

❶ 红薯洗净,去皮切块;姜洗净切成丝;香葱洗净切段;牛肉切块,在沸水中余一下。

❷ 锅中加油置于火上,油热后加入蒜、姜丝、葱段爆香,放入牛肉块、料酒、老抽,给牛肉块上色,然后加水炖煮。

❸ 待牛肉块八成熟时加入盐,然后放入红薯,炖到红薯块软烂,关火焖20分钟即可。

# 红薯玉米粥

材料:

红薯1个,大米100g,玉米50g,红糖10g,荷兰豆50g,葡萄干20g。

制作方法:

❶ 红薯洗净去皮,切成块状;玉米洗净剥成粒;大米、荷兰豆洗净;锅中加水,置于火上。

❷ 将大米、玉米粒、荷兰豆放入锅中,大火蒸煮,煮至八成熟。将红薯块放入锅中,加适量红糖、葡萄干,熬至红薯块呈泥状。

# 红薯姜汤

材料:

红薯100g,姜5g,红糖50g,红枣5颗,五彩糖10g。

制作方法:

❶ 将红薯清洗干净,去皮切成手指甲盖大小的小块;姜冲洗干净去皮切成丝。

❷ 锅中加水,置于火上,放入姜丝和红糖,将红糖搅拌均匀,大火煮沸。

❸ 将红薯块和红枣放入锅中,熬煮至红薯块八成熟,转小火慢煮。盛到碗中,撒入五彩糖即可。

紫薯

## 护肝抗癌，瘦身养颜

紫薯皮色紫黑，薯肉呈紫色或深紫色。其营养价值和一般的红薯相类似，含有丰富的蛋白质、淀粉、果胶和膳食纤维以及多种矿物质。除此之外，紫薯中还含有丰富的硒元素和铁元素，而硒元素和铁元素是人体抗疲劳、抗衰老以及补血的必要元素，特别是硒元素。紫薯从茎尖嫩叶到薯块，均具有一定保健功能，是当前无公害、绿色、有机食品中的珍品。

**成熟期：**
紫薯成熟期为8月至9月。

**每100g紫薯含有：**

| | |
|---|---|
| 热量 | 260kJ |
| 淀粉 | 15.3g |
| 脂肪 | 0.2g |
| 蛋白质 | 0.7g |
| 胡萝卜素 | 750μg |
| 花青素 | 2.7g |
| 维生素C | 4mg |
| 硒 | 0.22μg |

性味：性平，味甘

**紫薯皮**
含有大量的花青素，有抗癌的作用

适宜人群：高血压、高血脂、动脉粥样硬化者

薯类养生馆

### 膳食专家说

食用紫薯时，应搭配其他食物一起食用，以保证营养的全面，以免造成营养不良。紫薯不宜多食，多食会引起腹胀、呃逆。

紫薯 + 大米 + 燕麦片 + 白糖 + 蜂蜜 ▶ 熬粥食用，可预防便秘。

紫薯 + 粳米 + 椰汁 + 牛奶 + 白糖 ▶ 熬汤食用，可增强免疫力。

紫薯 + 红薯 + 冰糖 + 枸杞子 + 银耳 ▶ 熬粥食用，可通便、润燥的功效。

紫薯 + 银耳 + 桂圆 + 莲子 + 冰糖 ▶ 熬粥食用，可养心安神、健胃消食。

紫薯中含有花青素以及黄酮类等抗氧化物质，这些物质有助于延缓衰老，对中老年人群有益。

紫薯中含有硒元素，而硒是抗癌的主要元素，它可以可提高人体的抗病能力，并清除自由基，抑制癌细胞生长。

紫薯中的膳食纤维也十分丰富，能够促进肠胃蠕动，加强肠胃的消化功能，帮助清除肠内堆积的有毒物质，从而预防肠胃肠道疾病。

紫薯是低脂肪、低能量食物，经常食用有助于通便排毒，可以帮助减肥瘦身。

## 美食

### 紫薯银耳粥

**材料：**

紫薯1个，银耳10g，大米80g，白糖8g，红枣5颗。

**制作方法：**

❶ 紫薯洗净，去皮切块；银耳、大米洗净。

❷ 锅中加水，放入大米和银耳，大火煮沸。

❸ 待大米煮成稀粥后，将紫薯块、红枣放入锅中，小火熬煮至熟；放入白糖，盛入碗中即可食用。

### 香酥紫薯饼

**材料：**

紫薯粉、面粉各200g，白糖100g，油适量。

**制作方法：**

❶ 紫薯粉加白糖拌匀作馅料；面粉加水制成面皮，包裹馅料，做成紫薯饼。

❷ 锅中放油，油热后放入紫薯饼，炸至金黄色，捞出，沥干油即可食用。

### 紫薯红豆粥

**材料：**

紫薯2个，红豆半小碗，粳米100g，白糖10g。

**制作方法：**

❶ 紫薯洗净去皮切块，粳米淘净，将粳米和红豆放入锅中，大火煮沸。

❷ 待粳米煮成稀粥后，将紫薯块放入锅中，小火熬煮至熟。

❸ 放入白糖，盛入碗中即可食用。

## 选购方法

选购紫薯时，要注意紫薯的表皮是否光滑，体形是否均匀。表皮光滑、体形圆润的紫薯一般都是好的。将紫薯放在手中，很有重量，说明水分多，营养丰富。如果表皮呈黑色或是有褐色斑点的，不要挑选。

## 保存方法

紫薯要放在阴凉通风处，如果室温较高的话，可以将紫薯放在冰箱中，温度保持在 4~6℃即可，可以保存1~2个月。如果室温较低，可以将紫薯放在阴凉通风处，但是不要太干燥，否则紫薯会脱水，造成营养成分流失。紫薯也不能沾水，否则会腐烂。

豆薯

## 生津止渴，解毒降压

　　豆薯是一种营养丰富的食物，多呈圆形、圆锥形，其肉质脆嫩，清甜多汁，富含碳水化合物、蛋白质和维生素，可生食，也可熟食。豆薯不仅营养丰富，药用价值也极高。豆薯中含有的碳水化合物可以补充大脑所消耗的葡萄糖，缓解大脑因缺乏葡萄糖而产生的暴躁、失眠、健忘等症状。

**成熟期：**
豆薯成熟期为8月至10月。

**每100g豆薯含有：**

| | |
|---|---|
| 热量 | 236kJ |
| 淀粉 | 13.4g |
| 脂肪 | 0.1g |
| 蛋白质 | 0.9g |
| 膳食纤维 | 0.8g |
| 烟酸 | 0.3mg |
| 钙 | 21mg |
| 铜 | 0.07mg |
| 钾 | 111mg |
| 锌 | 0.23mg |
| 铁 | 0.6mg |

性味：性凉，味甘

豆薯茎
含鱼藤酮，对人畜有剧毒，是制作敌敌畏等杀虫剂的原料

适宜人群：发热头痛、烦躁口渴、大便干燥、高血压、高血脂患者

薯类养生馆

### 膳食专家说

　　豆薯有除燥热、解暑热的作用。豆薯对于酒精中毒也有疗效。而慢性酒精性中毒者可以用豆薯拌白糖食用，有助于解酒毒。

　　豆薯性凉，胃寒者不宜食用，以免引起胃痛。

豆薯 ＋ 叉烧肉 ＋ 红辣椒 ＋ 小米 ＋ 白糖 ▶ 做菜食用，可开胃消食。

豆薯 ＋ 绞肉 ＋ 盐 ＋ 香菜 ＋ 姜 ▶ 做菜食用，可清热解毒、生津止渴。

豆薯 ＋ 绞肉 ＋ 葱 ＋ 姜 ＋ 白糖 ▶ 做菜食用，增加营养。

豆薯 ＋ 粳米 ＋ 玉米 ＋ 薏米 ＋ 白糖 ▶ 熬粥食用，可清热消暑。

豆薯可作为蔬菜炒食，吃起来像土豆，也可作为煮粥的材料。

豆薯可以生食，吃起来像荸荠，脆嫩多汁，配上白糖凉拌，可解酒毒。豆薯中含有的淀粉非常丰富，是能给人饱腹感的食物，适合减肥人士在减肥期间食用，如蒸熟后代替主食食用，但不可食用过多。

豆薯还可以作为小零食食用，味道可口，营养丰富，是一种美食。

## 养生指南

豆薯，又叫凉薯，属豆科豆薯属中能形成块根的栽培种，一年生或多年生缠绕性草质藤本植物。原产中国南部、墨西哥、中北美洲。豆薯和红薯一样，属于高产作物，在我国长江以南地区普遍种植，亩产可达几千甚至上万斤，我国有些地方将豆薯作为主要的经济作物。豆薯是我国华南、西南地区主要的根茎类蔬菜之一，在我国北方很少见到。豆薯中含有钙、铁、铜、锌、镁等多种营养素，具有降低血压和血脂的功效。

豆薯中含有的碳水化合物，可以补充大脑所消耗的葡萄糖，有助于缓解大脑疲劳，缓解大脑因缺乏葡萄糖而产生的失眠、健忘等症状。

在醉酒后食用豆薯，可以降低酒精在肠胃中的吸收速度，缓解头痛，减少酒精对人体的损害。

豆薯中含有的物质有助于扩张毛细血管，改善血液循环，降低血液的黏稠度。

## 选购方法

豆薯有早熟种和晚熟种。早熟种的豆薯肉质鲜美，脆嫩多汁，富含糖分和蛋白质。晚熟种的豆薯块根较大，含有的淀粉较多，可以提制淀粉。选购豆薯时，要注意豆薯的表皮和色泽。新鲜的豆薯表皮呈淡黄色，皮薄而坚韧。表皮损伤的豆薯不要选购。

## 保存方法

保存时，可以将豆薯平摊在一起，放在干燥、阴凉、通风的地方，也可以将豆薯放在木箱中，但要保证木箱的通风，防止豆薯腐坏。但是，需要注意的是不可以将豆薯放在塑料袋或者冰箱中保存，这样会加速豆薯的腐坏。

## 食疗小偏方

**美白除斑：**

豆薯50g，鸡蛋1个。将豆薯磨成粉放在碗里，另取一碗，将鸡蛋打入，去除蛋黄；将豆薯粉用蛋清调和，然后均匀地涂在脸上，待面膜干了，用清水洗掉即可。此方能促进皮肤血液循环，消除面部黑斑。

**治便秘：**

豆薯100g，松子仁30g，粳米200g。将粳米淘洗干净；豆薯洗净去皮，切成小块。锅中加水适量，放入粳米小火煮沸，然后放入豆薯块和松子仁，煮成稀粥即可。

# 豆薯鸡

**材料:**

豆薯1个，葱1棵，尖椒5g，鸡肉100g，盐4g，油10mL。

**制作方法:**

❶ 豆薯洗净去皮切块，鸡肉洗净切丁，尖椒洗净切块，葱洗净切末。

❷ 锅中放油，油热后放入鸡丁，炒至变色。

❸ 放入豆薯块、尖椒块和葱末，翻炒一会儿，加入配料，一起翻炒至熟，加入少许盐即可。

# 蜜汁豆薯

**材料:**

豆薯1个，蜂蜜100g，冰糖50g，油适量。

**制作方法:**

❶ 豆薯洗净去皮，切成块状。

❷ 锅中放油置于火上，油热后放入豆薯块，炸至金黄色。

❸ 另起锅，放入冰糖，熬至冰糖溶化，将炸好的豆薯块放入锅中，搅拌均匀。装盘，淋上蜂蜜即可。

# 豆薯玉米酥

**材料:**

豆薯150g，玉米粉300g，油30mL。

**制作方法:**

❶ 豆薯洗净蒸熟，去皮压泥，加入玉米粉和沸水，揉成面团。

❷ 将面团分成掌心大小，然后擀成饼状。

❸ 锅中放油，油热后将面饼放入锅中，炸至金黄色，皮酥时捞出沥干油，放入盘中即可。

# 豆薯米糊

**材料:**

豆薯200g，大米100g，白糖15g。

**制作方法:**

❶ 豆薯洗净去皮，切成块状；大米淘洗干净备用。

❷ 将大米和豆薯块一同放入豆浆机中，按下功能键，搅打成米糊；放入白糖调好味，再搅拌均匀，即可盛起食用。

薯类养生馆

# 菊薯

## 清热解毒，润肠通便

　　菊薯是一种珍贵的薯芋类食物，含有丰富的水分和果寡糖，营养价值很高，有"神果"之称。菊薯的菊糖和果寡糖占其干物质的67%，而菊糖和果寡糖不能被人体直接吸收，因此，菊薯属低能量食品，适合糖尿病和消化不良的人群。

**成熟期：**
菊薯成熟期为8月至9月。

**每100g菊薯含有：**

| | |
|---|---|
| 淀粉 | 10.6g |
| 脂肪 | 0.1~0.3g |
| 蛋白质 | 2g |
| 维生素 | 1.7g |
| 膳食纤维 | 0.3g |
| 烟酸 | 0.3mg |
| 胡萝卜素 | 0.16mg |
| 果寡糖 | 12g |
| 钾 | 230mg |
| 磷 | 24mg |
| 钙 | 87mg |

性味：性寒，味甘

菊薯块根
富含水分和果寡糖，可当水果食用

适宜人群：大便秘结、病后体虚、腰膝酸痛、月经不调者

---

## 膳食专家说

　　菊薯在接触空气后会发生氧化反应而变色。为了防止菊薯变成黑色，可以将切开的菊薯放在清水中浸泡，避免与空气接触。
　　菊薯性寒，不适合脾胃虚寒的人群食用。

 菊薯 +  胡萝卜 +  牛肉 +  蚕豆 + 盐 ▶ 熬汤食用，可解毒、防治暗疮。

 菊薯 +  排骨 +  无花果 +  姜 +  盐 ▶ 熬汤食用，可滋补养颜。

 菊薯 +  燕窝 +  冰糖 +  枸杞子 +  百合 ▶ 熬粥食用，可润肤美颜。

 菊薯 +  鸡肉 +  当归 + 党参 +  黄芪 ▶ 熬汤食用，可益气、生津、补血。

菊薯中除了含有丰富的果寡糖，可以使双歧杆菌和乳酸菌大量增殖，从而能显著地促进肠胃蠕动，润肠通便，防治便秘和下痢，还能清除肠道中的废物，起到护肠的作用。食用菊薯，能降低血糖、血脂、胆固醇，促进血液循环，从而达到平衡血糖、降低血脂的作用。

菊薯中含有多种人体必需的氨基酸和钙、铁、钾等矿物质。菊薯性寒，适量食用有助于清解燥热。

菊薯中富含水溶性膳食纤维，具有清肝、解毒、降火的功效，可以防治热毒性皮肤病，是女性的天然保健品。

## 美食

# 菊薯玉米粥

**材料：**

菊薯1个，玉米粒半碗，大米100g，红枣5颗。

**制作方法：**

❶ 玉米粒洗净，大米冲洗干净，菊薯洗净去皮切成块状。

❷ 锅中加水，将大米和玉米粒倒入锅中，煮至稀粥状。

❸ 将菊薯块、红枣放入锅中，继续熬成粥。

# 菊薯黄豆粥

**材料：**

菊薯1个，山药1根，黄豆半碗，大米100g，白糖10g。

**制作方法：**

❶ 黄豆、大米洗净，菊薯、山药洗净去皮切块。

❷ 锅中加水，将大米、黄豆放入锅中，大火煮沸。待大米煮成稀粥后，加入菊薯块、山药块。

❸ 熬成粥，粥内加入白糖即可。

# 菊薯鱼片汤

**材料：**

菊薯、胡萝卜各1个，鱼片5片，盐5g，油10mL。

**制作方法：**

❶ 菊薯、胡萝卜洗净去皮，切成块。

❷ 锅中放油，油热放入鱼片，翻炒至断生。锅中加水，大火炖煮，直至汤呈白沫状。

❸ 将菊薯块和胡萝卜块放入锅中，加入盐炖熟即可。

## 选购方法

挑选菊薯时，应挑选表面圆润光滑、体形均匀的，这样的菊薯水分含量较多。不要挑选表面有损伤的菊薯，这样的菊薯容易坏掉。表面上带有泥土的菊薯是最新鲜的，而且有利于保存。

## 保存方法

刚买回来的菊薯，可以放在阴凉通风处保存，要避免阳光直射。如果买回来的菊薯表面带有泥土，可以保存的时间更长。

清洗过的菊薯不要放在外面保存，以免与空气接触发生氧化反应而变色。

薯类养生馆

# 土豆

## 益气健脾，宽肠健胃

土豆是一年生草本植物，地下结有块茎，块茎呈圆、卵、椭圆等形，块茎可入药。土豆是我国五大主食之一，其营养价值高，适应能力强，在我国广大地区均有种植。土豆的营养成分非常全面，营养结构也较合理，还含有禾谷类粮食所没有的胡萝卜素和抗坏血酸，可谓"十全十美的食物"。

成熟期：
土豆成熟期为8月至9月。

**每100g土豆含有：**

| 热量 | 343kJ |
|---|---|
| 淀粉 | 17.8g |
| 脂肪 | 0.2g |
| 蛋白质 | 2.6g |
| 膳食纤维 | 1.1g |
| 硫胺素 | 0.1mg |
| 烟酸 | 1.1mg |
| 胡萝卜素 | 6μg |
| 钙 | 7mg |
| 钾 | 347mg |
| 锌 | 0.3mg |
| 铜 | 0.09mg |
| 铁 | 0.4mg |

性味：性平，味甘

适宜人群：一般人群皆可食用

---

**膳食专家说**

食用土豆时，应将土豆的皮去掉，但是只需要去除薄薄的一层即可，因为在土豆皮下的汁液中含有丰富的蛋白质。

去皮的土豆不要直接放置在盘中，而应该在清水中浸泡一下，以防变黑。

 土豆 +  南瓜 +  红枣 +  枸杞子 +  杏脯 ▶ 做菜食用，可补中益气。

 土豆 +  猪肉 +  荠菜 +  鸡蛋 + 面粉 ▶ 做菜食用，可和中健脾。

 土豆 +  奶油 +  胡椒 +  鸡蛋 + 面粉 ▶ 做菜食用，可温中健脾。

 土豆 +  猪肉 +  葱 +  姜 +  桂皮 ▶ 做菜食用，可温中健脾、止呕。

土豆有很多种食用方法，适于炖、炒、烧和炸。土豆中含有丰富的淀粉、蛋白质和维生素等营养物质，可以作为主食食用，也可以作为蔬菜搭配其他食物一起食用，还可以将其做成零食，比如薯条、薯片等零食。

土豆不宜放置太久，放置久的土豆表面容易长出蓝色的斑点。这样的土豆还可以食用，只需在煮土豆的时候，在水中放少量的醋，这些蓝色的斑点就会消失了。

## 养生指南

土豆原产于南美洲，由印第安人发现的野生土豆培育而来。16 世纪，土豆被西班牙殖民者从南美洲带到了欧洲。那时人们喜欢土豆的花，把它当成装饰品。后来，一位法国农学家发现土豆不仅能吃，还能做成面包，土豆便在法国大面积种植。直到 17 世纪，土豆已经成为欧洲的重要粮食产物，并且也传入中国。由于土豆的适应力强，而且营养丰富，很快在内蒙古、河北、山西、陕西等地大面积种植。现在，我国广大地区均有种植，土豆已经成为我们的主食之一。

土豆中含有大量的膳食纤维，能促进肠胃的蠕动，加速胆固醇在肠道内的代谢，降低人体内的胆固醇含量，建议习惯性便秘患者常食土豆。

土豆中含有丰富的蛋白质、维生素和微量元素，而且热量较低。土豆中含有的抗性淀粉有类似膳食纤维的作用，不会导致血糖升高，有预防糖尿病的作用。

土豆中脂肪的含量相对较低，而膳食纤维的含量较高，食用后可吸水膨胀，人体易产生饱腹感，从而减少对其他主食的摄取，可达到减肥的效果，同时也能保证营养均衡。

## 选购方法

挑选土豆的时候，避免挑选畸形的。起皮的土豆较粉糯，适合炖、蒸。表皮光滑圆润的土豆比较紧实、脆，适合炒着吃。

土豆的肉有黄色和白色两种，白色的肉比较香甜，黄色的肉比较粉嫩，两者都很美味。

## 保存方法

保存土豆时，把土豆和成熟的苹果放在一起，由于成熟的苹果会释放大量的乙烯，可以抑制土豆发芽，从而达到延长保存时间的效果。

把土豆放在背光的通风处，用透气的网兜把土豆堆在一起，也是一个好的储存方法。

薯类养生馆

## 食疗小偏方

**治慢性便秘：**

土豆 12g，莲藕 10g。将土豆和莲藕分别用清水洗净，切成小块，然后将其捣碎。取一块干净的纱布，将捣碎的土豆和莲藕放入其中，用力挤压出汁，取汁服用即可。每日服用 1 次。

**治膝关节痛：**

土豆 30g，姜 3 片。将土豆用清水洗净，去皮切成丁，姜片冲洗干净，切碎。把土豆丁和姜末放在一起捣碎，敷在关节疼痛处即可。

# 酸辣土豆丝

**材料：**

土豆1个，红辣椒2个，油20mL，盐5g，花椒3g，白醋10mL，蒜3瓣，香菜1棵。

**制作方法：**

❶ 红辣椒洗净切丝；香菜洗净切段；蒜切片；土豆洗净去皮切成丝，泡在水中。

❷ 油热后放入花椒、蒜片炸出香味，放入土豆丝、白醋、红辣椒丝，快速翻炒。最后放入香菜段、盐即可。

# 清炒土豆丝

**材料：**

土豆1个，红辣椒50g，葱1棵，油10mL，盐5g。

**制作方法：**

❶ 土豆去皮洗净，切丝，红辣椒洗净切成丝，葱洗净切成段，锅中放水，将土豆丝倒入锅中，用温水焯一下，去掉淀粉。

❷ 锅中放油，油热后加红辣椒丝和葱段爆炒至出香味，放入土豆丝，翻炒一两分钟。

❸ 加入盐，盛入盘中，即可食用。

# 土豆炖羊肉

**材料：**

土豆1个，羊肉500g，姜1块，葱1棵，蒜2瓣，料酒、油、老抽各10mL，胡椒、白糖各5g，红椒丝10g。

**制作方法：**

❶ 羊肉洗净，切块，土豆洗净去皮切块，葱、姜、蒜洗净切片。

❷ 锅中加油烧热，加入葱、姜、蒜片炒香，放入羊肉块，加入料酒、老抽、白糖，炒至肉熟。

❸ 放入土豆块、红椒丝，加清水没过土豆块，煮沸后加入胡椒，转中火炖30~45分钟。

# 西红柿土豆排骨汤

**材料：**

土豆1个，排骨200g，西红柿2个，葱段10g，胡椒、盐各5g，油10mL。

**制作方法：**

❶ 土豆洗净切成块，排骨洗净剁成块，西红柿洗净切块。

❷ 锅中放油，油热后加入葱，爆炒至香，放入土豆块、西红柿块翻炒，盛出备用。

❸ 锅加入水，放排骨块，煮开，转小火炖，加入土豆块、西红柿块，小火炖30分钟，放入调料。

## 益气养阴，补益脾肺

山药营养丰富、物美价廉，是一种大众化的补虚养身保健品。山药既能当作主食，又可以当作蔬菜食用，当然药用价值也相当高。民间流传着"五谷不收也无患，只要二亩山药蛋"的说法，这更肯定了山药的价值。传说清代名医傅青主用山药作为主料之一，发明"八珍汤"，使其母长寿。

山药

**成熟期：**
山药成熟期为8月至10月。

**每100g山药含有：**

| | |
|---|---|
| 热量 | 240kJ |
| 淀粉 | 12.4g |
| 脂肪 | 0.2g |
| 蛋白质 | 1.9g |
| 膳食纤维 | 0.8g |
| 烟酸 | 0.3mg |
| 维生素E | 0.24mg |
| 胡萝卜素 | 20μg |
| 钙 | 16mg |
| 钾 | 213mg |
| 磷 | 34mg |
| 钠 | 18.6mg |

性味：性温、平，味甘

适宜人群：糖尿病患者

薯类养生馆

**膳食专家说**

大便燥结者和肠胃积滞者不宜食用山药，以免加重症状。

山药皮中含有黏液，黏液中的植物碱和皂角素有可能会导致过敏反应。

山药 + 莲子 + 百合 + 薏米 + 白糖 ▶ 熬汤食用，可预防体虚脾弱。

山药 + 白萝卜 + 排骨 + 葱 + 苹果 ▶ 熬汤食用，可健胃消食。

山药 + 薏米 + 柿子 + 大米 + 冰糖 ▶ 熬粥食用，可健脾止泻。

山药 + 排骨 + 葱 + 姜 + 盐 ▶ 熬汤食用，可补肾涩精。

山药不宜生食，可以将山药在沸水中焯熟，凉拌食用。也可以搭配粳米煮粥食用，有养胃的作用，适合手术后体虚者进补之用。

山药可以搭配一些肉类炖汤食用，滋补效果更佳，比如山药和鸭肉搭配，有助于降低人体的胆固醇含量，预防心血管疾病。

## 养生指南

山药原名薯蓣，系缠绕草质藤本植物，喜光、耐寒。据说唐代宗因名为李豫，为避其讳，将薯蓣改为薯药，后因宋英宗叫赵曙，为避讳而改为山药。山药可分为毛山药和光山药两种。《神农本草经》里面将山药列为食物之"上品"。著名的医学家李时珍对山药也有很高的评价，他认为山药特别是野生的山药，是很好的药材。《本草纲目》里认为山药能够益肾气、健脾胃、止泻利、化痰涎、润毛皮。

山药中含有丰富的淀粉酶、多酚氧化酶，有助于提高脾胃的功能，促进人体的消化和吸收，常食有健脾益胃、帮助消化的作用，临床上常用来防治脾胃虚弱和泄泻。

山药含有皂苷和黏液质，食用时可起到润滑和滋养的作用，补气养肺，可辅助治疗肺虚咳嗽，还有滋肾益精的作用。

山药富含黏液蛋白、维生素和微量元素，在降血糖方面有一定的功效，还可清除血管壁上沉淀的胆固醇。

## 选购方法

选购山药要选择大小相同、拿起来很重的山药。这样的山药一般水分丰富。另外，山药上面的须毛越多越好，须毛越多的山药，口感也越好。

## 保存方法

整根的山药直接放置于阴凉通风的地方保存即可。若是山药已经被切开，可以将山药用湿布盖上，放入冰箱的保鲜室保存。买回来的山药最好先去皮清洗干净，放进干净的塑料袋中，然后放进冰箱的冷冻室冷冻。

## 食疗小偏方

**治脾虚腹泻：**

大米 80g，莲子 30g，山药 50g。将大米放入炒锅中炒黄后取出，山药煮熟和莲子一起研成末状即可。每天服用 2~3 次，一次 8g 左右。

**预防糖尿病：**

山药 1 根，大米 400g。将大米洗净放入锅内煮至半熟，然后加入洗净切片的山药用小火熬制成粥，经常服用对于糖尿病有很好的预防作用。

# 黑木耳炒山药

**材料：**

黑木耳200g，山药300g，盐5g，鸡精3g，葱5g，甜椒块10g，蚝油12g。

**制作方法：**

❶ 黑木耳泡发洗净；山药洗净去皮切成片；葱洗净切段；将油倒入锅中，油热后放入山药片煎炒片刻，捞出控油备用。

❷ 油锅放入葱段、甜椒块爆香，加入黑木耳、山药片翻炒至熟，放入调料，搅拌均匀即可。

# 茄汁山药

**材料：**

山药400g，西红柿2个，西蓝花200g，盐3g，鸡精2g，油10mL。

**制作方法：**

❶ 西蓝花掰成朵，放入开水中焯水，捞出沥干，用盐、鸡精腌至入味；西红柿洗净，放开水中焯至起皮，去皮切片；山药去皮洗净切片。

❷ 将炒锅置于火上，倒入油，待油八成热后，加入西红柿片翻炒至糊状，添少许的水，倒入山药片翻炒至八成熟，加盐、鸡精即可。

# 山药炒南瓜

**材料：**

山药2根，南瓜400g，姜片2片，油10mL，盐、鸡精各5g。

**制作方法：**

❶ 山药去皮洗净切条，南瓜去皮洗净切成薄菱形。

❷ 将适量的水倒入锅中烧开，倒入山药条焯5分钟左右，立刻捞出过凉水，沥干备用。

❸ 油锅烧热，放入姜片爆香，加入山药条、南瓜片翻炒，快熟时，加盐和鸡精调味，也可加入高汤调味，待高汤收干后关火即可。

# 山药水果羹

**材料：**

猕猴桃1个，山药1根，五彩糖果10个，红豆10g，酸奶100mL。

**制作方法：**

❶ 山药去皮后放在冷水中，洗去上面的黏液，切成段，红豆洗净备用，猕猴桃洗净去皮切片备用。

❷ 锅中加水，大火烧开后，放山药段焯至八成熟；捞出山药段，放入红豆煮熟捞出备用。

❸ 将所有材料装入盘中，倒入酸奶拌匀即可。

# 芋头

## 补气益肾，开胃生津

芋头是餐桌上常见的食物，口感香软，类似土豆，可作为餐桌上的主食，也可搭配其他食物制作菜肴或者煲汤。因芋头中含有大量的淀粉和蛋白质等营养物质，其食用价值非常高。芋头也有很高的药用价值。芋头中的微量元素和黏性物质含量较高，可起到保护肠胃黏膜的作用，也有补中益气、美容养颜的作用。

**成熟期：**
芋头成熟期为9月至10月。

**每100g芋头含有：**

| | |
|---|---|
| 热量 | 236kJ |
| 淀粉 | 12.7g |
| 脂肪 | 0.2mg |
| 蛋白质 | 1.3g |
| 膳食纤维 | 1g |
| 烟酸 | 0.28mg |
| 胡萝卜素 | 14μg |
| 钙 | 11mg |
| 钾 | 25mg |
| 镁 | 19mg |
| 钠 | 5.5mg |
| 铁 | 0.3g |

性味：性平，味甘、辛

发芽芋头
可以食用，并且口感
较软

适宜人群：体质虚弱者

## 膳食专家说

芋头的营养价值虽高，但是有痰的人、过敏性体质的人、肠胃功能比较弱的人不宜多食，食积、肠胃湿热者不应食用。

芋头有小毒，不宜生吃，否则其所含的黏液会刺激咽喉，引起咽痛。

 芋头 +  排骨 +  盐 +  鸡精 +  淀粉 ▶ 炖菜食用，可益胃健脾、填精益髓。

 芋头 +  椰汁 +  粳米 +  白糖 +  牛奶 ▶ 熬粥食用，可强身健体。

 芋头 +  枸杞子 +  盐 +  葱 +  花生油 ▶ 做菜食用，可增强体质。

 芋头 +  丝瓜 +  海参 +  姜 +  牛奶 ▶ 煲汤食用，可美容养颜、消肿解毒。

芋头的食用方法有很多种。蒸芋头，如排骨蒸芋头，味道鲜美，营养丰富。煮芋头，最常见的便是把芋头煮熟，蘸糖食用。炒芋头，可以和肉类搭配，炒制一些鲜美的菜肴。芋头还可以烧，如红烧芋头。

芋头还可以用来熬粥。将芋头切成块状，搭配大米、小米或者西米可以熬成美味的粥。

芋头原产于印度，主要品种有红芋、白芋、槟榔芋、九头芋，中国以珠江流域和台湾省种植最多。芋头口感细软，绵甜香糯，含有丰富的淀粉、矿物质及维生素，既可作为主食，也可搭配其他食材制作菜肴。芋头常用来作为药膳食物，其中含有的多种微量元素，能增强人体的免疫功能，也是术后康复过程中的首选药膳。

芋头中含有多种微量元素，能增强人体的免疫能力。

芋头中含有大量的膳食纤维，能促进肠胃蠕动，帮助消化。芋头中的微量元素和黏性物质含量较高，有助于保护肠胃黏膜，有补中益气的功效。

芋头含有一种多糖类植物胶质，有很好的止泻作用，对腹泻、痢疾有辅助治疗功效。

选购芋头时，应挑选较坚硬，且没有斑点的。芋头必须体形匀称，畸形的芋头一般不是好的芋头。拿在手中感觉较轻的，说明水分少，是上好的芋头。用手指捏一下，如果有松软的地方，或是看到外表上有烂点，说明芋头内部已经腐烂，这样的不要挑选。

芋头对于贮藏的温度有特殊要求，以10~15℃为最佳，在0℃以下或25℃以上都会受到伤害。因此，鲜芋头购买之后应尽快食用，并且一定不能放入冰箱。

薯类养生馆

**可消肿止痛：**

鲜芋头200克，姜汁15毫升，面粉适量，蜂蜜少许。将鲜芋头去皮捣成糊状，姜汁、面粉、蜂蜜混匀摊于塑料布上，厚约2毫米，外敷于关节周围，包扎固定，上下端扎紧，以防药物外溢。

**治消化不良：**

芋头100g，葱10g。芋头洗净后，放入锅中蒸熟，取出晾凉。然后去皮切成小块，捣成泥。葱洗净，切碎。将锅置于火上，翻炒葱末和芋头泥即可食用。

# 银耳芋头粥

**材料：**

芋头3个，银耳、白糖各20g，大米100g。

**制作方法：**

❶ 银耳提前泡在水中，直至泡发；芋头洗净去皮，切成块状；大米淘净。

❷ 锅中放水置于火上，放入大米，大火煮沸，熬成稀粥。

❸ 大米煮至八成熟，加入泡好的银耳和芋头块，转至小火熬煮，粥内加白糖，焖熬片刻即可。

# 芋头猪胰汤

**材料：**

猪胰1只，芋头40g，红枣5颗，盐、鸡精各5g。

**制作方法：**

❶ 芋头洗净去皮切成块；锅中加水置于火上，将猪胰放入锅中余一下，捞出沥干水，锅中加入新的清水，放入猪胰，大火焖炖。

❷ 待猪胰炖至八成熟，放入芋头块、红枣，一起炖15分钟，放盐和鸡精，盛入碗中即可。

# 芋头莲子粥

**材料：**

芋头200g，莲子75g，大米100g，肉松50g，白糖10g。

**制作方法：**

❶ 莲子冲洗干净，用温水泡发；大米淘洗干净；芋头洗净去皮切小丁。

❷ 锅中加入水置于火上，将莲子、大米放入锅中，大火煮沸。

❸ 待大米、莲子熬成稀粥后，放入芋头丁，小火煮至芋头丁酥烂，加肉松焖煮片刻即可。

# 红烧芋头

**材料：**

芋头500g，五花肉250g，蒜5瓣，盐3g，老抽5mL，葱1棵，鸡精3g，油10mL。

**制作方法：**

❶ 芋头去皮洗净切块；五花肉洗净切片；葱、蒜洗净切碎；锅中放油置于火上，放入五花肉片煸炒，至肉变色，盛出备用。

❷ 锅中加油，油热后放入蒜碎爆炒出香味，然后放入芋头块、五花肉片，加入老抽，翻炒。

❸ 加盐、鸡精调味，撒上葱碎即可。

魔芋

**成熟期：**
魔芋成熟期为8月至10月。

**每100g魔芋含有：**

| 淀粉 | 3.3g |
|---|---|
| 脂肪 | 0.1g |
| 蛋白质 | 0.1g |
| 膳食纤维 | 3g |
| 烟酸 | 6mg |
| 镁 | 26mg |
| 铁 | 0.6mg |
| 钙 | 68mg |
| 钾 | 44mg |
| 铜 | 0.11mg |
| 锌 | 3mg |
| 硒 | 1085mg |

## 解毒消肿，降脂降压

　　魔芋是一种生长在山间的植物，早在两千多年前就在我国已有种植，食用历史非常悠久。魔芋中含有的营养物质十分丰富，是唯一能大量提供魔芋多糖，即葡萄甘露聚糖的经济作物。葡萄甘露聚糖可以抑制胆固醇、降血脂、降血糖、扩张血管、预防动脉硬化，有延年益寿的功效。

性味：性寒，味辛，有毒

适宜人群：便秘、饱胀、肺寒、高血压、高血脂、冠心病、糖尿病患者

薯类养生馆

**膳食专家说**

　　魔芋有小毒，食用时一般应将魔芋蒸煮3小时以上。
　　魔芋性寒，有风寒感冒症状的人群不要食用，以免加重病情。消化不良的人，每次食用量不宜过多，健康的人每次食用魔芋也不宜超过80克。

魔芋 ＋ 香菇 ＋ 油豆腐 ＋ 菠菜 ＋ 盐 ▶ 做菜食用，可防治便秘。

魔芋 ＋ 鸭肉 ＋ 青椒 ＋ 姜 ＋ 白糖 ▶ 炖菜食用，可提高机体免疫力。

魔芋 ＋ 香芹 ＋ 花生油 ＋ 白糖 ＋ 香菇 ▶ 做菜食用，可降血脂、降血压。

魔芋 ＋ 牛肉 ＋ 酸豆角 ＋ 青椒 ＋ 花生油 ▶ 做菜食用，可补血养血、强身健体。

139

魔芋中含有的葡萄甘露聚糖有降低人体胆固醇含量的作用，能够减少小肠对胆固醇的吸收，从而降低血清中的甘油三酯和胆固醇。

葡萄甘露聚糖被医学界充分证明可以抑制胆固醇、降血脂、降血糖、扩张血管、预防动脉硬化等心脑血管疾病，有延年益寿的功效。

魔芋中含有丰富的膳食纤维，有助于促进肠胃的蠕动，缩短食物在肠道内停留的时间，减少有害物质在肠胃中滞留，有效地保护胃黏膜，清洁胃壁。

## 美食

### 葱香魔芋

**材料:**

魔芋200g，尖椒1个，葱1棵，盐、白糖各5g，油10mL。

**制作方法:**

❶ 魔芋洗净去皮切成片，葱、尖椒洗净切成段。

❷ 锅中放油置于火上，将尖椒段、葱段放入锅中爆炒。

❸ 然后把沥干水的魔芋片放入锅中，加入盐、白糖等一起翻炒即可。

### 凉拌黄瓜魔芋片

**材料:**

魔芋200g，黄瓜1根，红辣椒1个，盐5g，醋5mL，沙拉汁10mL。

**制作方法:**

❶ 魔芋洗净切成片，入沸水中焯熟；黄瓜洗净切块；红辣椒洗净切圈。

❷ 把黄瓜块、魔芋片放入盘中，加入盐、醋、沙拉汁调拌均匀，然后撒上些红辣椒圈即可。

### 魔芋西芹炖肉

**材料:**

魔芋粉条100g，肉片50g，西芹1棵，葱花、盐、油各适量。

**制作方法:**

❶ 粉条放清水浸泡，西芹洗净切段。

❷ 油烧热，放入肉片翻炒片刻，加入适量的水。

❸ 把魔芋粉条、西芹段放入锅中，大火一起炖煮。最后再放入盐，撒上葱花，焖炖一会儿即可。

## 选购方法

观察魔芋是否饱满圆润，饱满、圆润，拿在手中能感觉到分量，一般都是较好的魔芋；如果有凹陷、扁平的魔芋一般不建议挑选。

优质魔芋的断面多数带有黏液，并且表皮完好。若是魔芋表面干燥，其他地方有明显的伤痕，则是存放时间过长的或是劣质的魔芋。

## 保存方法

在室内干燥的地方，铺上一层沙子，将魔芋放在沙子上，然后四周盖上稻草。注意室内温度，不能过高，以防魔芋腐烂。

拆开后没有食用完的魔芋制品，一般要放入原来的袋子中，浸泡在水中，置于阴凉干燥处。

## 清热凉血，消肿散瘀

　　菊芋又名洋姜，原产于北美洲，17世纪时传入欧洲，后经欧洲传入中国，现在中国各地均有种植。菊芋开有黄色的小花，状似菊花，所以被称为菊芋。菊芋的地下块茎富含多种营养物质，可以食用，也可以作为淀粉和酒精的原料，食用价值和药用价值都很高。

**成熟期：**
菊芋成熟期为8月至10月。

**每100g菊芋含有：**

| | |
|---|---|
| 热量 | 269kJ |
| 淀粉 | 15.8g |
| 蛋白质 | 2.4g |
| 膳食纤维 | 4.3g |
| 硫胺素 | 0.01mg |
| 烟酸 | 1.4mg |
| 镁 | 24mg |
| 铁 | 7.2mg |
| 钙 | 23mg |
| 钾 | 458mg |
| 铜 | 0.1g |
| 锌 | 0.34mg |
| 硒 | 1.31μg |

性味：性凉，味甘，微苦

适宜人群：肠热出血、跌打损伤、骨折肿痛者

薯类养生馆

**膳食专家说**

　　菊芋虽好，但多食不利于健康，所以不可食用过量。

菊芋 + 白萝卜 + 白糖 + 醋 + 盐 ▶ 炒菜食用，可清热凉血。

菊芋 + 花生油 + 猪肉 + 盐 + 芹菜 ▶ 炒菜食用可，可清热平肝。

菊芋 + 胡萝卜 + 香油 + 白糖 + 盐 ▶ 炒菜食用，可明目、助消化。

菊芋 + 鸡肉 + 菠菜 + 黑木耳 + 花生 ▶ 炒菜食用，可润肠、助消化。

菊芋块茎或者茎叶用清水煎煮，代茶饮，有清热、凉血、除湿的作用，血热体质的人可以适量饮用。

菊芋中含有丰富的蛋白质、维生素和矿物质等，有助于补充人体所需要的能量，提高机体的抗病能力。

## 美食

# 山药菊芋排骨汤

**材料：**

菊芋30g，山药、排骨各100g，枸杞子、黄芪各5g。

**制作方法：**

❶ 菊芋洗净去皮切成片，山药洗净切成块。

❷ 锅中加水，放入排骨余一遍，撇去浮沫。

❸ 放入枸杞子、黄芪，大火焖炖1小时，然后放入山药块、菊芋片，转至小火焖炖半小时即可。

# 菊芋莲子汤

**材料：**

菊芋300g，莲子50g，鸡汤50mL、盐、枸杞子各5g。

**制作方法：**

❶ 菊芋洗净去皮切成块，莲子洗净。

❷ 锅中加水，将菊芋块、莲子放入锅中，大火煮沸。

❸ 倒入鸡汤，加入枸杞子，盖上锅盖，焖炖10分钟，出锅前放入盐即可。

# 菊芋大肠汤

**材料：**

猪大肠300g，菊芋100g，盐3g，鸡精、姜各5g。

**制作方法：**

❶ 猪大肠洗干净，切成小段；菊芋洗净去皮切成片。

❷ 锅中加水，放猪大肠段、姜、盐，大火炖煮1小时。

❸ 待猪大肠段八成熟时，放入菊芋片，转至小火焖炖半小时，出锅前，加入盐、鸡精调味。

## 选购方法

购买菊芋时，最好选择表皮带有一点泥土的，这样的比较新鲜，有些菊芋表皮可能有破损或者长有黑斑，建议不要购买，这样的不易保存，容易腐烂。将菊芋拿在手上，用手指按一下，感觉松软的，说明菊芋内部水分丢失比较多，建议不要购买。

## 保存方法

买回的菊芋先不要洗掉泥土，直接将其放在通风阴凉的地方，自然风干，至表皮发皱时，通风保存即可。放在室内的菊芋要注意室内的温度，温度过高的话，菊芋容易发芽。保存菊芋时也不要沾水，防止菊芋过快腐烂。

## 生津止渴，清热利湿

荸荠因其形状像马蹄，故被称为"马蹄"，又因其颜色像板栗，所以又被称为"地栗"。荸荠原产于印度，后来传入我国，主产于江苏、安徽、浙江、广东等水泽地区。荸荠外表紫黑，内瓤洁白，味甜多汁，自古有"地下雪梨"之美誉，被北方人视为江南人参。

**成熟期：**
荸荠成熟期为2月至3月。

**每100g荸荠含有：**

| 热量 | 256kJ |
|---|---|
| 淀粉 | 14.2g |
| 脂肪 | 0.2g |
| 蛋白质 | 1.2g |
| 烟酸 | 0.7mg |
| 胡萝卜素 | 20μg |
| 钙 | 4mg |
| 磷 | 44mg |
| 钾 | 306mg |
| 钠 | 15.7mg |
| 镁 | 12mg |
| 铁 | 0.6mg |

性味：性寒，味甘

荸荠地茎
性寒、味甘，可清热解渴、降压利湿

适宜人群：积食、口渴、便秘、痰热咳嗽者

荸荠

薯类养生馆

### 膳食专家说

荸荠性质寒凉，消化能力比较弱的幼儿、脾胃虚寒的人和血瘀者不要食用，以免对身体造成不良影响。

荸荠表皮和内部可能会附着很多的寄生虫和细菌，所以最好能够洗净煮熟后再食用。

荸荠 + 蜜枣 + 银耳 + 枸杞子 + 冰糖 ▶ 熬汤食用，可预防便秘。

荸荠 + 糯米 + 小米 + 红枣 + 白糖 ▶ 熬粥食用，可增强体质。

荸荠 + 大米 + 南瓜 + 花生 + 白糖 ▶ 熬粥食用，可健脾、益气、生津。

荸荠 + 大米 + 胡萝卜 + 葱 + 盐 ▶ 熬粥食用，可生津解渴、健胃消食。

## 食用方法

　　将荸荠洗净后，放入沸水锅中煮 15 分钟，去皮就可食用，味道甘甜，生津解渴。荸荠可以作为配料炖汤，也可以搭配玉米和胡萝卜炒食，色香味俱佳，营养也很丰富。

　　荸荠可以生吃，但是必须清洗干净，也不要多吃。荸荠还可以加工成罐头食品来食用。

## 养生指南

　　相传在 1000 多年前，南汉王刘铁的爱妾素馨不幸去世，南汉王悲伤不已。为了怀念这位爱妾，南汉王特将她葬在广州的泮塘花园，并命令下属在他爱妾墓地四周大种荸荠、莲藕、茭瓜、菱角和素馨花。这样荸荠便成为"泮塘五秀"之一。

　　荸荠是我们日常生活中药食俱佳的一种食材。它不仅可以促进人体新陈代谢，还具有一定的抑菌功效，临床上常常用荸荠来治疗患者的咽喉肿痛、小便不利、肺热、痔疮出血等症状。

　　荸荠中含有丰富的膳食纤维，可促进大肠的蠕动，促进排便，所以荸荠有防治便秘的作用。

　　荸荠中含有丰富的磷，可促进骨骼发育，维持正常的生理功能。

　　英国科学家曾对荸荠做过研究，发现其含有一种不耐热的抗菌成分——荸荠英，这种物质可抑制金黄色葡萄球菌、大肠杆菌、产气杆菌及绿脓杆菌的活性。

## 选购方法

　　荸荠以个大、洁净、新鲜的为上品。购买时应挑选个头比较大、表皮光滑、没有破损、颜色呈紫红色、稍微有光泽、顶芽较短的优质荸荠。这样的荸荠皮薄、肉细、汁多、味甜、爽脆、无渣。

## 保存方法

　　荸荠一般在冬天收获，冬天气温低，较容易保存。到了春天以后就不容易保存了，可以将荸荠放在太阳下暴晒，然后再装进袋子中放置于阴凉通风的地方，这样可以放置很长时间，并且晒过的荸荠更加甘甜。从市场买回来的荸荠也可洗净表面的泥渣，然后直接放置于冰箱中冷藏保存。

## 食疗小偏方

### 治痰核、瘰疬：

　　荸荠 120g，海蜇 100g。将荸荠清洗干净，去皮后，沥干；将海蜇冲洗干净；汤锅加水置于火上，将荸荠和海蜇倒入，大火煮沸，再转小火煎煮。

### 治脾肺两虚：

　　荸荠 120g，蘑菇 100g，鸡蛋 3 个，油、盐各适量。荸荠洗净后，去皮切成片；蘑菇洗净后切丝；鸡蛋在碗中打散，将荸荠片和蘑菇丝倒入，加入油和盐搅匀；油锅倒油置于火上，烧热后倒入所有食材翻炒，炒熟即可。

# 玉米荸荠牛肉汤

**材料:**

荸荠200g, 玉米1个, 牛肉200g, 油5mL, 盐5g, 鸡精3g。

**制作方法:**

❶ 荸荠洗净去皮, 切成块; 玉米洗净切成块; 牛肉切块。

❷ 锅中加油, 油热后, 放入牛肉块翻炒, 炒至断生再加水开大火炖煮1小时。

❸ 待牛肉块煮烂出味后, 将荸荠块、玉米块放入锅中, 转小火一起炖, 待荸荠块、玉米块煮熟后, 放入盐和鸡精调味即可。

# 大米荸荠粥

**材料:**

荸荠200g, 大米100g, 白糖10g。

**制作方法:**

❶ 荸荠洗净去皮, 切块; 大米用清水淘洗干净。

❷ 锅中加水, 置于火上, 将大米放入锅中, 开大火煮沸。

❸ 待大米煮成稀粥后, 放入荸荠块, 转至小火一起熬煮, 直至熬成浓稠的粥即可。粥内可以放入白糖, 味道更甘甜。

# 荸荠炒肉

**材料:**

荸荠300g, 猪里脊肉100g, 青椒2个, 蒜5瓣, 葱1棵, 老抽10mL, 油5mL, 盐、鸡精各5g。

**制作方法:**

❶ 荸荠洗净去皮切成片, 青椒洗净切成段, 猪肉洗净切片, 蒜洗净切碎, 葱洗净切成葱花。

❷ 锅中加油, 油快热时, 放入猪肉翻炒, 放入蒜碎、葱花爆炒, 炒出香味, 然后放入荸荠片、青椒段, 加入配料一起翻炒。

❸ 锅中加入盐、鸡精、老抽盖上锅盖, 焖一会儿即可。

# 荸荠羊肉粥

**材料:**

荸荠15g, 大米50g, 羊肉30g, 盐、鸡精各3g。

**制作方法:**

❶ 荸荠用水洗净, 去皮切块; 大米淘洗干净; 羊肉洗净切片。

❷ 锅中加水, 放入上述材料, 大火烧开后, 转为小火熬煮至肉烂、粥浓。

❸ 关火, 加入盐、鸡精调味即可。

薯类养生馆

# 菱角

## 健脾益气，消暑止痢

菱角为一年生草本水生植物菱的果实，肉质鲜美，深得人们的喜爱。主要分布在南方，尤其以长江下游太湖地区和珠江三角洲栽培最多。菱角一般人群均可食用，皮脆肉美，含有丰富的蛋白质、不饱和脂肪酸、多种维生素和微量元素，有很高的营养价值。

**成熟期：**
菱角成熟期为8月至10月。

**每100g菱角含有：**

| | |
|---|---|
| 热量 | 423kJ |
| 淀粉 | 21.4g |
| 脂肪 | 0.1g |
| 蛋白质 | 4.5g |
| 烟酸 | 1.5mg |
| 胡萝卜素 | 10μg |
| 锰 | 0.38mg |
| 钙 | 7mg |
| 铜 | 0.18mg |
| 钾 | 437mg |
| 锌 | 0.62mg |
| 铁 | 0.6mg |

适宜人群：消化不良、饮酒过量者

性味：性凉，味甘

菱角壳
止泻痢，止便血

## 膳食专家说

过多生食菱角无益，反而会有损肠胃，还有可能感染姜片虫病，所以菱角最好是煮熟食用。

菱角性凉，脾胃虚弱和胃寒者不宜食用，否则会引发肠胃疾病。

 菱角 +  大米 +  红糖 +  薏米 + 红枣 ▶ 煮粥食用，可益气补虚。

 菱角 +  薏米 +  莲藕 +  白糖 +  菊花 ▶ 熬汤食用，可清热解毒、消暑。

 菱角 +  牛肉 +  葱 +  姜 +  盐 ▶ 熬汤食用，可健脾益气。

 菱角 +  红枣 +  花生 +  蜂蜜 +  红糖 ▶ 熬汤食用，可帮助消化、益气养血。

菱角连壳捣碎，用水煎煮，取汁服用，有解酒精中毒的功效。菱角还可外用，用于辅助治疗小儿头疮、皮肤赘疣、头面黄水疮等多种皮肤病。菱角粉，滑润细腻，有美白皮肤的功效。

## 美食

# 菱角粳米粥

**材料：**

老菱角20个，粳米50g，白糖20g，葱末、红椒末各5g。

**制作方法：**

❶ 将菱角煮熟，去壳取肉，切成米粒大小；将粳米淘净放入砂锅中，加入清水，煮成稀粥。

❷ 把菱角肉放入砂锅中，搅拌均匀，熬成粥，放入白糖，撒上葱末、红椒末即可。

# 菱角薏米粥

**材料：**

菱角、粳米各100g，薏米50g，胡萝卜丁10g。

**制作方法：**

❶ 薏米、粳米洗净；菱角煮熟去壳，切粒。

❷ 锅中加水置火上，将薏米、粳米放入，大火煮沸；转小火熬煮，放入菱角肉、胡萝卜丁。

❸ 熬煮30分钟即可。

# 红枣菱角粥

**材料：**

菱角10个，大米100g，白糖50g，菠萝肉20g，红枣5颗。

**制作方法：**

❶ 菱角煮熟，去壳取肉，切成粒状；大米淘洗干净。

❷ 锅中放水置火上，将大米放入，大火煮沸；加入菱角肉、菠萝肉，转至小火熬煮，然后放入红枣。

❸ 粥内放入白糖，焖煮一会儿即可。

## 选购方法

挑选菱角时，可将菱角放在手中，手指用力掐一下，比较脆嫩的便是新鲜的菱角。新鲜的菱角硬壳有角，表皮为褐色或绿色，容易剥开，味道香甜，还有清香味。老的菱角果实肥大，肉质饱满，果壳坚硬，击之有声，但味苦，有栗香，不宜生食。

## 保存方法

新鲜的菱角不能直接保存，应把菱角内的水分晾干，才能放入冰箱中保存。如果不把菱角内的水分晾干，保存时内部容易腐烂。

菱角还可去壳保存。先将菱角的壳剥去，然后用保鲜膜包裹住菱角，放入冰箱中，可保存1~2天。

薯类养生馆

# 第五章

# 干果养生馆

现今，五谷杂粮的范围可延伸至干果类食物。干果泛指有硬壳而水分少的果实或晒干后的水果，如栗子、榛子、核桃等，它们含有丰富的维生素、蛋白质、微量元素、膳食纤维等，在促进大脑发育、预防疾病等方面有一定的作用。医学研究表明，一些干果类食物如葵花子等具有较强的清除自由基的能力。干果还可以降低冠心病的发病率，常食用干果可一定程度地帮助预防心肌梗死等疾病。

# 核桃

## 健脑益智，补肾益气

核桃，又称胡桃、羌桃，与扁桃、腰果、榛子并称为世界著名的"四大干果"。它原产于亚洲中部，汉代张骞出使西域时传入我国，现今核桃分布于我国各地，有大核桃和小核桃两大类。其中，大核桃脂肪含量高，钾含量高，小核桃蛋白质含量高，磷含量高，不论大小核桃，都是既美味又营养，食用价值极高，因此被誉为"万岁子""长寿果"。

**成熟期：**
核桃成熟期为8月至9月。

**每100g核桃含有：**

| 热量 | 2704kJ |
| --- | --- |
| 淀粉 | 19.1g |
| 脂肪 | 58.8g |
| 蛋白质 | 14.9g |
| 膳食纤维 | 9.5g |
| 烟酸 | 0.9mg |
| 铁 | 2.7mg |
| 镁 | 131mg |
| 钙 | 56mg |
| 钾 | 385mg |
| 磷 | 294mg |
| 钠 | 6.4mg |

性味：性温，味甘

核桃叶
有解毒、消肿的功效，用于象皮肿、白带过多、疥癣

适宜人群：肾虚、肺虚、气血不足者

## 膳食专家说

老年人和处于围绝经期的妇女可以适当多吃一些核桃，核桃中所含的营养物质对于预防中风、阿尔茨海默症等很有好处。

核桃一次不要吃太多，否则会影响消化。

 核桃 +  大米 +  黑米 +  红枣 +  红糖 ▶  熬粥食用，可补血养颜。

 核桃 +  杏仁 +  黑豆 +  粳米 +  冰糖 ▶ 熬粥食用，可润肺止咳。

 核桃 +  绿豆 +  大米 +  莲子 +  冰糖 ▶ 熬粥食用，可清心安神。

 核桃 +  大米 +  花生 +  玉米 +  冰糖 ▶ 熬粥食用，可健脾养胃。

核桃可以直接生吃，也能熬粥煲汤，将核桃与红枣、粳米一起煮粥食用，养生效果更佳。核桃还可以加工成核桃酪、蜜饯核桃来食用。

除食用外，核桃还可以药用，在冬季，用核桃进行食补也是一个不错的养生方法。

## 养生指南

核桃补脑的功效素来被人们推崇，此外，核桃还有丰富的磷脂，磷脂是人体细胞构造的主要成分之一，充足的磷脂能增强细胞活力，对造血、促进皮肤细嫩和伤口愈合、促进毛发生长等都有重要作用。由于核桃的营养价值较高，所以市场上出现了越来越多的以核桃为原料的制品，如核桃油、核桃酒、核桃露、核桃粉等。我国中医学认为，核桃性温味甘，具有补气养血、补肾固精、温肺通便、镇咳化痰、润肌乌发、固齿补虚、强筋健骨、滋补强壮等功效，是体质虚弱和神经衰弱综合征患者进行食补的佳品。

核桃中含有丰富的 B 族维生素和磷脂，可延缓衰老，提高记忆力，对大脑有很好的滋补作用。学业繁重和工作压力大的人可适量食用。

核桃中含有丰富的维生素 E，有助于清除自由基，使皮肤富有弹性。

核桃有补肾固精、温肺定喘之功效，可辅助治疗由于肝肾亏虚引起的腰腿酸软、须发早白以及妇女月经和白带过多、失眠多梦等症状。

核桃富含的不饱和脂肪酸能降低人体内的胆固醇含量，适合动脉硬化、高血压、冠心病患者食用。

## 选购方法

挑选核桃的时候，一要看个头，大小均匀、外壳光洁的比较好。表皮发黑、泛油的大多是坏的。

二要摸分量，轻飘飘的多半是空果和坏果。

三要闻一下，陈果和坏果会有明显的异味。

四可以把核桃摔在地上听一下声音，发出像破乒乓球一样声音的是不好的核桃。

## 保存方法

核桃因为外面有总苞，所以较耐储存，将核桃放入塑料袋中，封口以后置于冰箱或者低温干燥处保存。

核桃仁不宜长时间保存，因为存放时间长了容易受潮变质，影响口感。

## 食疗小偏方

### 治便秘：

黑芝麻 100g，核桃仁 120g，蜂蜜 25g。炒锅置于火上，将黑芝麻和核桃仁放入，炒干后取出晾凉；将晾好的黑芝麻和核桃仁研成末；取出干净的容器，将粉末倒入，调入蜂蜜，搅成糊状即可。每天 2~3 次，一次 2 匙。

### 治智力减退、脾肾两虚：

芡实 30g，粳米 80g，核桃仁 50g。芡实和粳米清洗干净后沥干；汤锅加适量的水置于火上，倒入核桃仁、粳米和芡实，大火煮沸，然后转小火熬成粥即可。每天晚上食用 1 碗。

干果养生馆

# 薄荷拌核桃仁

**材料：**

核桃200g，薄荷100g，红椒1个，白醋10mL，盐5g，香油5mL，酱油10mL。

**制作方法：**

1. 取出核桃仁，放入温水浸泡30分钟左右，再拿出去皮，入锅用大火煮熟，捞出过凉水。

2. 将新鲜的薄荷叶放入沸水焯熟，取出并沥干水分；红椒洗净后，切成丝备用。

3. 把核桃仁、薄荷叶放在一起，加入白醋、盐、酱油、香油搅匀，最后撒上红椒丝点缀即可。

# 核桃仁豆浆

**材料：**

核桃200g，黄豆100g，花生仁50g，红枣8颗，白糖适量。

**制作方法：**

1. 将黄豆放入清水浸泡；核桃去壳，取出核桃仁，去皮备用；花生仁放入温水浸泡，捞出将皮剥掉；红枣用清水冲洗干净，去掉枣核。

2. 将所有材料放入豆浆机，加入水打成浆并煮熟。将豆浆倒入杯中加白糖调味即可。

# 核桃仁炒黑木耳

**材料：**

核桃200g，黑木耳150g，红甜椒块10g，葱1棵，油20mL，盐3g，香油5mL。

**制作方法：**

1. 取出核桃仁，放入温水浸泡，去皮后入锅煮熟，捞出沥水。

2. 黑木耳洗净泡发，葱洗净切圈。

3. 锅中倒油，油热时放入葱花爆香，再加入黑木耳、红甜椒块翻炒，将熟时倒入核桃仁、盐翻炒几下，盛出并淋上香油即可。

# 核桃仁拌香菜

**材料：**

核桃200g，香菜100g，青椒、红椒各1个，盐4g，香油5mL，白醋10mL。

**制作方法：**

1. 取出核桃仁，放入温水浸泡后去皮，入锅煮熟，捞出并放入凉水，完全冷却后捞出；青椒、红椒洗净切丝。

2. 香菜择洗净，放入沸水焯一下，再捞出过凉水；将香菜、核桃仁倒在一起，加入盐、白醋、香油搅拌均匀，放上青椒丝、红椒丝即可。

# 润肺止咳，化痰平喘

杏仁是杏的种仁。杏仁中含有丰富的蛋白质、脂肪、糖类、多种维生素以及铁、磷、钙等营养成分，具有很高的食用价值，对人体有很好的滋补作用。

杏仁

**成熟期：**
杏仁成熟期为7月至9月。

**每100g杏仁含有：**

| 热量 | 2419kJ |
|---|---|
| 淀粉 | 23.9g |
| 脂肪 | 45.4g |
| 蛋白质 | 22.5g |
| 膳食纤维 | 8g |
| 烟酸 | 3.9mg |
| 维生素C | 26mg |
| 维生素E | 18.5mg |
| 镁 | 178mg |
| 钙 | 97mg |
| 钾 | 106mg |
| 磷 | 27mg |
| 钠 | 8.3mg |

性味：性温，味苦，有小毒

适宜人群：一般人群皆可食用

## 膳食专家说

杏仁含有有毒物质氢氰酸，若过量食用容易导致中毒，每天的食用量不要超过20克。

体质湿热的人最好不要食用杏仁或含有杏仁的糕点、粥汤，阴虚咳嗽以及泻痢便溏的人不宜食用杏仁。

杏仁 + 梨 + 苹果 + 银耳 + 冰糖 ▶ 熬汤食用，可清热生津、润肺养胃。

杏仁 + 南瓜 + 红薯 + 绿豆 + 白糖 ▶ 熬粥食用，可健胃消食、排毒养颜。

杏仁 + 红枣 + 胡萝卜 + 核桃 + 芦笋 ▶ 熬汤食用，可润肺止咳、补血益气。

杏仁 + 莲子 + 银耳 + 枸杞子 + 冰糖 ▶ 熬汤食用，可清热生津、美容养颜。

干果养生馆

杏仁可以在炒干之后，磨成粉，然后用温水冲服。如果能坚持每天服用杏仁粉，还能有一定的排毒、养颜之功效。

杏仁可以在煮粥的时候加入，也可以当作饼类和面包的配料，与其他食材合理搭配做成菜肴后食用，营养丰富、味道鲜美，是难得的滋补养生佳品。

杏仁不宜生吃，一般被加工成各种饮料或糕点食用。

## 养生指南

杏仁有轻微的苦味，可以用来入药，能润肠通便，缓解咳嗽、气喘等症状，但含有轻微的毒素，所以不宜多吃。

杏仁具有止咳平喘的作用，配合其他中药一起煎煮服用，有助于防治肺病、咳嗽。而甜杏仁的滋补价值比较高，有利于滋养肺部，患有肺病的人可以适量地食用一些。

杏仁含有丰富的黄酮类物质和多酚类成分，这些抗氧化成分都能够降低人体的胆固醇含量，并降低心脏病的发病率。

杏仁中含有的单不饱和脂肪酸有助于降低人体的血脂水平。

## 选购方法

在购买杏仁的时候，要选择外壳没有开裂、无发霉迹象、无染色痕迹的。杏仁的颜色要统一，不要挑选那些明显变软甚至已经干枯的，这种杏仁存放时间过长，已经失去了食用和营养价值。

## 保存方法

如果是罐装的杏仁，且未开封，可以放置于干燥、通风的地方进行保存，一般可以保证在2年之内不会变质。已经开封的杏仁要装进密封效果比较好的储物罐中储存。

将杏仁存放到冰箱里保存起来，可以大大延长保质期。

## 食疗小偏方

**治风热感冒：**

杏仁 8g，连翘 8g，竹叶 10g，薄荷 2g。取出汤锅，加入适量的清水后置于火上，将杏仁、连翘和竹叶一起放入锅中，先用大火煮沸，然后转小火煎煮，半个小时后，倒入薄荷，再煮 15 分钟。取汁饮用，每日 1 次。

**治风寒咳嗽：**

杏仁 10g，姜 3 片，白萝卜 80g。将白萝卜用清水冲洗干净后切成块，取汤锅置于火上，倒入适量的清水；将姜片、杏仁、白萝卜块放入锅中，煎煮至水剩下原来的 1/4 时即可。每天早晚各服 1 次。

# 百合拌杏仁

**材料：**

杏仁100g，干百合30g，青椒1个，红椒1个，盐5g，油适量。

**制作方法：**

❶ 锅中加水，大火煮沸，将杏仁去皮，放入沸水煮熟，捞出并放入冷水浸泡。

❷ 青椒、红椒洗净切成小块；干百合放入沸水焯一下，捞出过凉水。

❸ 将冷却过的杏仁与青椒块、红椒块、百合一起放盆中，加盐、油搅拌均匀即可。

# 酸甜杏仁拌香菜

**材料：**

杏仁100g，红椒1个，香菜5g，醋5mL，白糖20g，盐5g，香油5mL。

**制作方法：**

❶ 将杏仁去皮，放入水中煮沸，捞出后过凉水。

❷ 红椒洗净切成丁，香菜洗净切成段，和杏仁一起装盘。

❸ 放醋、白糖、盐搅拌均匀，淋上香油即可。

# 杏仁拌三丝

**材料：**

杏仁、花生仁各100g，红椒、洋葱各1个，香菜2棵，豆腐丝10g，盐3g，油、白醋各10mL。

**制作方法：**

❶ 锅中加水，用大火煮沸，杏仁、豆腐丝放锅中煮熟，捞出放入冷水；锅中倒油，油热时将花生仁放入炸成金黄色，捞出，撒少量盐搅拌均匀。

❷ 红椒、洋葱洗干净，切成丝；香菜洗净，撕成小段。所有食材放在一起搅拌均匀，加入盐、白醋调味即可。

# 杏仁豆浆

**材料：**

杏仁100g，黄豆50g，黑芝麻20g，巧克力1块，冰糖10g。

**制作方法：**

❶ 黄豆放入清水浸泡；杏仁放入水中浸泡，去皮备用；黑芝麻焙熟；巧克力放入温水搅拌均匀。

❷ 把杏仁、黑芝麻、黄豆用粉碎机打成粉末。

❸ 锅中加水，煮沸，放入杏仁、黑芝麻、黄豆粉末，煮沸后换小火，煮至黏稠时加巧克力搅拌均匀，将熟时调入冰糖即可。

干果养生馆

155

# 板栗

## 补肾强筋，健脾养胃

板栗原产于中国，山地种植居多，在我国种植历史悠久，现在在多国已广泛种植，被称为"铁杆庄稼""木本粮食"。板栗果壳呈黄褐色，果肉淡黄，气味芳香，味道甘甜可口，是一种健胃补肾的上等果品。板栗与桃、杏、李和枣并称为"五果"。

**成熟期：**
板栗成熟期为9月至10月。

**每100g板栗含有：**

| | |
|---|---|
| 热量 | 1455kJ |
| 淀粉 | 78.4g |
| 脂肪 | 1.7g |
| 蛋白质 | 5.3g |
| 膳食纤维 | 1.2g |
| 烟酸 | 0.8mg |
| 胡萝卜素 | 30mg |
| 镁 | 56mg |
| 铁 | 1.2mg |
| 锌 | 1.32mg |
| 铜 | 1.34mg |
| 钠 | 8.5mg |

性味：性微温，味甘

板栗壳
可以祛痰、止血、止泻、祛除丹毒

适宜人群：肾虚、腰痛者

## 膳食专家说

板栗虽然具有较高的营养价值，但食用也不是多多益善。最好把板栗搭配在菜肴或者主食里食用，避免在饭后吃，否则易导致肥胖。

不管是生板栗还是熟板栗，糖尿病患者均应避免多食。

板栗 + 红薯 + 粳米 + 白芝麻 + 冰糖 ▶ 熬粥食用，可健脾养胃、补肾强筋。

板栗 + 鸡肉 + 百合 + 红枣 + 姜 ▶ 熬汤食用，可清心安神、益气补虚。

板栗 + 糯米 + 红枣 + 大米 + 红糖 ▶ 熬粥食用，可健胃补虚、养血美容。

板栗 + 玉米 + 鸡肉 + 葱 + 姜 ▶ 熬汤食用，可健脾益胃、补肾抗衰。

板栗可以生吃，也可以炒熟或煮熟食用。由于中国南北方生长的板栗特点有所不同，其吃法也有不同之处。北方人喜欢把板栗炒熟之后食用，在炒制的时候还要掺入一些粗糖，称之为"糖炒板栗"；南方人则习惯用板栗做菜或煮汤食用。

板栗能与肉类一起煮汤或者炒菜食用，还可以将板栗加工制成栗干、栗粉、栗酱、罐头、糕点等。

## 养生指南

中国是板栗的故乡。在我国北方要数河北迁西县的板栗最为有名。这里生长的板栗皮很薄，果仁吃起来软糯可口，香中带甜，深受人们喜爱。成品鲜栗大部分销往日本，日本居民把迁西板栗称为"中国甘栗的最佳食品"。

板栗在中国南方最著名的产地是湖北罗田县。板栗是罗田人引以为荣的特产之一，罗田人工种植板栗的历史可以追溯到春秋战国。曾有美国学者专门去罗田考察，最后认定这里是"世界板栗的基因库"。

板栗对人体有很好的滋补功能，可与人参、黄芪、当归相媲美，能辅助治疗老年肾虚、大便溏泻，有"肾之果"之称。

## 选购方法

在选购板栗的时候，要先观察其颜色，表皮呈红褐色且富有光泽的比较好；然后要用手触摸，感觉板栗果肉坚实，而且没有潮湿感的比较好。还可以将板栗放到水里，如果往下沉，则表示是新鲜的优质板栗。

## 保存方法

储存新鲜的板栗时，可以将其埋在略微潮湿的沙子中保存或放进冰箱冷藏。

也可以将板栗放进冷水浸泡1周后捞出，然后装进竹篮并挂在通风的地方自然风干，再将板栗置于阴凉通风处保存。在存放板栗时，最好将其摊开，不要堆放在一起，以保证通风。

## 食疗小偏方

### 治小儿瘦弱、行走乏力：

板栗10颗，枸杞子3g，猪排骨100g。将猪排骨用清水冲洗干净后，剁成小块，然后用沸水汆烫一下捞出备用；将板栗和枸杞子冲洗干净，并去掉板栗壳；在汤锅中加入适量的水，置于火上，放入所有食材，炖烂之后即可食用。

### 治小儿脾虚泄泻：

山药10g，鸡内金5g，麦芽8g，板栗10g，白糖10g。将所有材料分别用清水冲洗干净，沥干水分，然后研成粉末，并将粉末放进锅中隔水蒸熟即可食用。食用的时候可加入适量的白糖调味，一次20g左右。

# 板栗红烧肉

**材料：**

板栗200g，牛肉500g，老抽半勺，香菜5g，盐4g，油10mL。

**制作方法：**

❶ 牛肉洗净切块，余水；板栗去壳去皮；香菜洗净切段。

❷ 锅加入油置于火上，然后放入牛肉块煸炒，加入老抽上色。牛肉块变色时，加入水，小火炖30分钟。然后放入板栗，小火焖煮10分钟。大火收汁。

❸ 加入盐，盛入盘中，放上香菜段即可。

# 板栗白菜

**材料：**

板栗100g，白菜300g，胡萝卜1根，姜1块，盐、鸡精各5g，油10mL。

**制作方法：**

❶ 白菜洗净去帮切成条，胡萝卜洗净切块，姜洗净切成丝，板栗去壳去皮。

❷ 锅中放油，放入葱、姜爆炒出香味。

❸ 将板栗、白菜条、胡萝卜块放入锅中翻炒，加水煮沸，然后转为小火焖10分钟。加入盐、鸡精调味即可。

# 板栗枸杞子粥

**材料：**

板栗100g，大米100g，白糖、枸杞子各20g。

**制作方法：**

❶ 板栗放入热水中浸泡，去壳去皮；大米淘净；枸杞子洗净。

❷ 锅中加水，置于火上，放入大米、板栗、枸杞子，大火煮沸，转至小火熬煮。

❸ 粥熟加白糖调味即可。

# 板栗黑米豆浆

**材料：**

板栗50g，黑米50g，黄豆50g，红枣20g，白糖10g。

**制作方法：**

❶ 黄豆提前泡发，黑米用水淘净。

❷ 板栗放在热水中浸泡，去壳去皮。

❸ 将板栗、泡好的黄豆、黑米、红枣一起放入豆浆机中，加入适量清水，搅打成豆浆，过滤豆渣，放入白糖即可。

**成熟期：**
夏威夷果成熟期为7月至11月。

**每100g夏威夷果含有：**

| | |
|---|---|
| 淀粉 | 10g |
| 脂肪 | 0.78g |
| 蛋白质 | 9.2g |
| 硫胺素 | 16g |
| 核黄素 | 7.5g |
| 烟酸 | 0.09mg |
| 铁 | 0.18mg |
| 钙 | 0.45μg |
| 钾 | 0.08mg |
| 磷 | 0.21mg |

## 健脑益智，补虚强身

夏威夷果是一种树生坚果，原产于澳洲，因此又叫作澳洲坚果。它不仅味道可口，而且含有丰富的营养成分，尤其是不饱和脂肪酸的含量相当高，被誉为"干果皇后""世界坚果之王"。夏威夷果中含有丰富的钙、铁、磷、维生素和氨基酸等，营养价值相对较高，有助于调节血脂、增强记忆力，很适合老年人和血脂异常的人进食。

夏威夷果

性味：性温，味甘

夏威夷果壳
降低胆固醇，软化血管，控制血压

适宜人群：高血脂患者

**膳食专家说**

中老年人或者血脂偏高的人可以适量食用夏威夷果，帮助调节血脂平衡。

一般来说，坚果的果粒都比较硬，食用之后不容易被人体消化吸收，肠胃比较弱的人不宜多食。

夏威夷果 + 松子 + 榛子 + 杏仁 + 蜂蜜 ▶ 熬汤食用，可益智补脑、润肠通便。

夏威夷果 + 糯米 + 核桃 + 红枣 + 白糖 ▶ 熬粥食用，可养心补肾、美容养颜。

夏威夷果 + 虾仁 + 胡萝卜 + 芦笋 + 花生 ▶ 熬汤食用，可补中益气、健脑。

夏威夷果 + 糯米 + 杏仁 + 腰果 + 白芝麻 ▶ 熬粥食用，可健脾和胃、补肾润肺。

干果养生馆

159

# 松子

## 润肺止咳，补血益气

　　松子即松树的种子，在我国主要有东北松子和巴西松子两个品种。松子中含有丰富的蛋白质、脂肪、碳水化合物以及铁、钙、磷、不饱和脂肪酸等营养物质，食用价值非常高，几乎包含了人体所需的所有营养物质，是人们进行食补的最佳食品，被誉为"长寿果""坚果中的仙品"。

**成熟期：**
松子成熟期为5月至6月。

**每100g松子含有：**

| | |
|---|---|
| 热量 | 2782kJ |
| 淀粉 | 19g |
| 脂肪 | 62.6g |
| 蛋白质 | 12.6g |
| 膳食纤维 | 12.4g |
| 烟酸 | 3.8 mg |
| 维生素E | 34.48mg |
| 胡萝卜素 | 40μg |
| 镁 | 567mg |
| 钙 | 3mg |
| 钾 | 184mg |
| 磷 | 620mg |

松子壳
可用作燃料、饲料等

松子仁
既是一味重要的中药，又有很高的食用价值

性味：性微温，味甘

适宜人群：一般人群皆可食用

## 膳食专家说

　　虽然松子的营养价值很高，但并不是所有人都适合食用，脾虚腹泻和痰多患者应慎食。

　　松子中含有的热量比较高，长期大量食用会导致体内的脂肪堆积，引起肥胖。

松子 + 玉米 + 胡萝卜 + 豌豆 + 盐 ▶ 熬汤食用，可美容、抗衰老。

松子 + 白芝麻 + 核桃 + 南瓜 + 花生 ▶ 熬汤食用，可润肠、通乳、补肾。

松子 + 糯米 + 小米 + 核桃 + 红糖 ▶ 熬粥食用，可益气补血、益智美容。

松子 + 花生 + 香米 + 糯米 + 盐 ▶ 熬粥食用，可健脾益胃、润肠通便。

　　松子中富含不饱和脂肪酸，经常食用有养肺、补肾、保护血管的作用，还能辅助治疗慢性支气管炎、支气管哮喘和风湿性关节炎等疾病。

　　松子中含有丰富的油脂，有润肠通便之功效，也可以滋养肌肤，使皮肤细腻柔润，富有弹性。松子也有一定的乌发作用，是上好的美容食品。

　　松子含有丰富的维生素 E，维生素 E 具有较强的抗氧化作用，能抑制细胞内和细胞膜上的脂质过氧化作用，保护细胞的完整性，避免受到自由基的损害，从而减缓机体的衰老速度。

　　松子中的磷和锰含量丰富，对大脑和神经有保护作用，对阿尔茨海默症有很好的预防作用。

## 美食

# 松子仁粥

**材料：**

松子仁30g，粳米100g，花生仁50g，白糖10g。

**制作方法：**

❶ 把粳米放入水中浸泡，捞出并沥干水分。

❷ 锅中倒水煮沸，倒入粳米再煮沸，加松子仁、花生仁，小火煮至黏稠，熟时调入白糖即可。

# 松子香糯米糕

**材料：**

松子仁、红豆、葡萄干各30g，糯米150g，白糖20g。

**制作方法：**

❶ 将松子仁、红豆放入沸水煮熟备用，糯米洗净，入锅蒸熟。

❷ 将葡萄干、红豆、糯米掺在一起，加白糖搅匀，放入糕点容器，压紧，上面放松子仁，入锅蒸熟即可。

# 松子炖豆腐

**材料：**

松子仁30g，豆腐150g，莲子50g，花生仁20g，酱油10mL，香油5mL，白糖、盐各3g。

**制作方法：**

❶ 松子仁、花生仁、莲子洗净，入锅煮熟。

❷ 锅中倒油，油热时放盐、白糖，再加入松子仁、花生仁、莲子、豆腐、酱油和水，大火煮沸至熟即可。

## 选购方法

　　购买松子的时候，要先看它的外壳，优质松子的外壳一般呈浅褐色，富有光泽，且又硬又脆；然后观察松子的果仁，颗粒比较大、容易脱出且均匀饱满的为优质松子。如果发现松子的外壳颜色比较暗淡，大多颗粒不饱满且有霉变、干瘪现象，则不宜购买。

## 保存方法

　　松子中含有很多以不饱和脂肪酸为主的油脂，如果储存方法不当或存放的时间过长，很容易变味，甚至发生霉变。所以在保存松子的时候，要注意密封、防潮。

干果养生馆

# 榛子

## 补脾益气，健脑明目

　　榛子是榛树的果实，有很多品种，在中国主要分布在东北、华北、华东、西北和西南地区。榛子的果形跟板栗非常相似，比较饱满，近于圆形，外壳很坚硬，果仁呈白色，闻起来还有一股香气，油脂含量很高，吃起来味道香而不腻，十分鲜美，回味无穷，因此成为深受人们喜爱的坚果类食品。

**成熟期：**
榛子成熟期为9月至10月。

**每100g榛子含有：**

| | |
|---|---|
| 热量 | 2555kJ |
| 淀粉 | 13.1g |
| 脂肪 | 50.3g |
| 蛋白质 | 30.5g |
| 膳食纤维 | 8.2g |
| 烟酸 | 9.8 mg |
| 维生素E | 25.2mg |
| 胡萝卜素 | 70μg |
| 镁 | 502mg |
| 钙 | 815mg |
| 钾 | 686mg |
| 磷 | 423mg |

性味：性温，味甘

榛子壳
养肝益肾，健脾和胃

适宜人群：一般人群皆可食用

## 膳食专家说

　　榛子具有很高的食用价值，尤其适合食欲下降、体虚乏力、身体消瘦者以及癌症、糖尿病患者食用。
　　榛子中含有丰富的油脂，所以以胆功能比较差的人、肥胖者最好不要经常食用。

| | | | | | |
|---|---|---|---|---|---|
| 榛子 | + 核桃 | + 糯米 | + 花生 | + 红枣 | ▶ 熬粥食用，可健脾益胃、补血养肝。 |
| 榛子 | + 杏仁 | + 牛奶 | + 蜂蜜 | + 柠檬 | ▶ 熬汤食用，可润肠益气、美容养颜。 |
| 榛子 | + 蚕豆 | + 黑米 | + 花生 | + 开心果 | ▶ 熬粥食用，可滋养肠胃、健脑益智。 |
| 榛子 | + 虾仁 | + 胡萝卜 | + 竹笋 | + 鸡蛋 | ▶ 熬汤食用，可增食欲、防衰老。 |

榛子中含有矿物质，尤其是镁、钙和钾的含量比较高，这些物质有助于调整血压。

榛子中富含维生素E，可以促进皮肤微循环，提亮肤色，润泽肌肤。它还有抗氧化的作用，能延缓衰老、防治血管硬化。经常使用电脑的人食用榛子有护眼的作用。

榛子富含油脂，它所含的脂溶性维生素更易被人体吸收，对体弱、病后虚弱的人有补养作用。其中的不饱和脂肪酸还可以降低人体血中的胆固醇，预防心脑血管疾病。中医认为，榛子对消渴、盗汗、夜尿频多等肺肾不足之症颇有益处。

## 美食

### 绿豆榛子豆浆

**材料：**

榛子仁100g，绿豆50g，黄豆80g，白糖15g。

**制作方法：**

❶ 将榛子仁、绿豆和黄豆提前用清水浸泡。

❷ 将所有材料倒入豆浆机中，加入清水，水至上、下水位线之间，打成豆浆，加热至熟，过滤残渣。

❸ 将豆浆倒入碗中，加入白糖并搅拌均匀即可。

### 榛子杏仁豆糊

**材料：**

榛子100g，杏仁30g，黄豆50g，牛奶200mL，冰糖20g。

**制作方法：**

❶ 黄豆提前浸泡；杏仁浸泡后去皮；榛子去壳。

❷ 黄豆、杏仁、榛子放入粉碎机打碎，放入锅中，加入水和牛奶，大火煮沸，换小火煮至黏稠，调入冰糖即可。

### 榛子草莓玉米糊

**材料：**

榛子100g，草莓2个，玉米面50g，蜂蜜20g。

**制作方法：**

❶ 把草莓冲洗干净，去蒂，切成小块备用。

❷ 将榛子去壳、去皮，入锅加水煮熟，倒入玉米面并搅拌均匀，换小火将粥煮至黏稠。

❸ 加入草莓丁、蜂蜜，继续用小火煮至熟即可。

## 选购方法

优质榛子皮很薄，表壳有裂缝，个头比较大，用手沿着裂缝轻轻松松就可掰开；好的榛子仁很大，果仁饱满，表面光滑，没有绒毛，带有香味。干瘪、色黄、油腻的榛子不宜购买。

## 保存方法

如果长期存放，最好将榛子装进干燥的容器中密封起来，并放置于低温、干燥的地方进行保存，还要尽量避免被阳光直射，以免造成榛子因受热、受潮而发霉变味。将榛子放进保鲜袋密封存放于冰箱冷藏室，保存效果更好。

干果养生馆

# 开心果

## 润肠通便，补脑抗衰

　　开心果是生活中常见的一种休闲类干果，主要产于叙利亚、伊拉克、伊朗等地，与白果形似，成熟的开心果有开口。开心果中含有丰富的维生素、矿物质和抗氧化成分，有高纤维、低脂肪、低热量的特点，食用价值很高。

**成熟期：**
开心果成熟期为7月至8月。

**每100g开心果含有：**

| | |
|---|---|
| 热量 | 2610kJ |
| 淀粉 | 21.9g |
| 脂肪 | 53g |
| 蛋白质 | 20.6g |
| 膳食纤维 | 8.2g |
| 烟酸 | 1.1mg |
| 维生素E | 19.4mg |
| 钠 | 756mg |
| 铁 | 4.4mg |
| 钙 | 108mg |
| 钾 | 735mg |
| 磷 | 468mg |

开心果叶
清热祛燥，排毒润肤

性味：性温，味甘

适宜人群：一般人群皆可食用

开心果皮
可润肺止咳，润肠通便，调中顺气

## 膳食专家说

　　开心果可以有效缓解精神压力，对于心脏病患者来说，它是一种不可多得的食疗佳品。但因其中有丰富的油脂，所以高脂血症患者、减肥人士不宜多食。

 开心果 +  圣女果 +  黄瓜 +  紫薯 +  香蕉 ▶ 熬粥食用，可缓解压力、补脑益智。

 开心果 +  胡萝卜 +  土豆 +  黄瓜 +  鸡肉 ▶ 熬汤食用，可健脾益气、润肠排毒。

 开心果 +  糯米 + 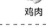 虾仁 + 南瓜 + 黄瓜 ▶ 熬粥食用，可润肠、养胃、健脾。

 开心果 +  虾仁 +  西蓝花 +  芹菜 +  红椒 ▶ 熬汤食用，可益智补脑、延缓衰老。

　　开心果含有丰富的不饱和脂肪酸，如果经常适量食用，可以有效地降低血脂、预防动脉硬化，非常适合中老年人食用。它还能够减少人体内的胆固醇含量，降低患心脏病的风险，对心脏有很好的保护作用。

　　开心果中丰富的油脂，有润肠通便的作用，有助于排出人体肠道内积存的毒素。

　　开心果含有丰富的维生素 E，经常食用有助于增强体质，还可以延缓衰老、美容养颜。

## 美食

# 开心黑糯米糕

**材料：**

黑糯米50g，开心果20g，白糖10g。

**制作方法：**

❶ 黑糯米淘洗干净，用水浸泡1小时；开心果炒熟去壳。

❷ 把黑糯米放入盆中，加入白糖，搅拌均匀。

❸ 将黑糯米放到蒸笼中蒸熟，分成小份，搭配炒好的开心果，摆入盘中即可。

# 开心果豆浆

**材料：**

开心果30g，枸杞子20g，黄豆50g，白糖10g。

**制作方法：**

❶ 黄豆、枸杞子洗净，提前浸泡；开心果炒熟去壳。

❷ 把黄豆、枸杞子、开心果放进豆浆机，加入适量的水，打磨成豆浆。

❸ 滤去豆渣，倒入杯中，加入白糖即可。

# 开心高粱酥

**材料：**

开心果50g，高粱粉80g，鸡蛋1个打散，低筋面粉100g，盐适量。

**制作方法：**

❶ 开心果炒熟去壳；将低筋面粉、高粱粉、盐、鸡蛋液倒入盆中混合均匀。

❷ 面团沾上开心果，压成面饼，入烤箱烤熟即可。

## 选购方法

　　优质的开心果一般表现为开口处比较均匀整齐，果实非常饱满，果肉丰富，而且是自然开口。有些开心果虽然看起来个头比较大，但在它的开口处有明显的裂口，这种裂口一般是人工开口造成的，这种开心果的果肉比较少，最好不要购买。

## 保存方法

　　开心果腐烂时会产生黄曲霉毒素，如果将开心果暴露在空气中进行保存，会加快其腐烂的速度，所以要将开心果放到塑料食品袋或者玻璃容器中密封起来，并抽出里面的空气，以避免开心果与空气中的水分和氧气接触，造成变质。

干果养生馆

# 腰果

## 润肠通便，补脑益智

　　腰果又称鸡腰果，因果实呈肾形而得名，原产于热带美洲，16世纪时亚洲和非洲开始种植，现在印度和巴西等国家的种植面积比较大。腰果果实成熟时香飘四溢，甘甜如蜜，为世界著名的"四大干果"之一。腰果是一种营养丰富、味道香甜的干果，既可当零食食用，又可制成美味佳肴。

**成熟期：**

腰果成熟期为9月至10月。

**每100g腰果含有：**

| 热量 | 2544kJ |
| --- | --- |
| 淀粉 | 20.4g |
| 脂肪 | 50.9g |
| 蛋白质 | 24g |
| 膳食纤维 | 10.4g |
| 胡萝卜素 | 49μg |
| 铁 | 7.4mg |
| 镁 | 595mg |
| 钙 | 19mg |
| 钾 | 680mg |
| 磷 | 639mg |
| 钠 | 35.7mg |

性味：性平，味甘

适宜人群：一般人群皆可食用

## 膳食专家说

　　腰果中含有多种过敏原，过敏体质的人食用后可能会出现过敏反应，因此，过敏体质的人应慎食。

　　腰果中的油脂含量很高，胆功能差者不能食用。有肥胖症的人群不宜食用。

腰果 + 大米 + 小米 + 绿豆 + 核桃 ▶ 熬粥食用，可润肺补肾。

腰果 + 薏米 + 枸杞子 + 红枣 + 冰糖 ▶ 熬粥食用，可养血、益气、补虚。

腰果 + 莲子 + 黄豆 + 大米 + 白糖 ▶ 熬粥食用，可补肾、健脾。

腰果 + 核桃 + 花生 + 杏仁 + 白糖 ▶ 熬粥食用，可益智健脑。

腰果可以加工成零食直接食用，也常常被添加进饼干、面包等糕点中食用，既美味又营养。

腰果也可以油炸、炒食，可以搭配其他食材烹制菜肴，还可以用来煮汤。煮汤时，最好将新鲜的腰果放入水中浸泡5小时左右。

患有心脑血管疾病的老年人，可以每天下午食用3~5颗腰果，平时在饭菜中也可以放入几粒腰果，有助于软化血管、预防动脉硬化。

## 养生指南

腰果是名贵的干果，香美可口，并有一定的食疗作用，故颇受人们青睐，喜食者众多。但是过敏体质的人吃了腰果，常常会出现过敏反应，有时会因食用了一两粒腰果而导致过敏性休克，如不及时抢救，可能导致严重后果，所以过敏体质的人要慎重食用。在以前没有食用过腰果的情况下，可以先吃一两粒，过20分钟如果无事，则说明可以食用。如果出现口腔内刺痒、流口水、打喷嚏等症状，则说明不宜食用。平时对其他食物容易过敏的人食用腰果时要特别注意，不要因一时疏忽而造成严重的后果。

经常食用腰果可以强身健体，提高机体抗病能力，也有助于补养肾脏。对于产后缺乳的产妇来说，腰果还有催乳的功效。

腰果含有丰富的油脂和多种矿物质，可以润肤美容，延缓衰老。食用腰果还可以促进大肠蠕动，润肠通便，有助于老年人顺利排便，保养肠胃。

腰果中的不饱和脂肪酸具有软化血管的作用，对保护血管、防治心血管疾病大有益处。

腰果中富含蛋白质和碳水化合物，食用后可以补充体力，缓解身体疲劳，很适合经常感到困倦的人食用。

一般在选择腰果时，要先看其外观，整体呈月牙形，颜色呈白色，富有光泽，果仁饱满者为佳。然后可以闻一下，有浓浓的果香味者为优质的腰果。腰果表面无蛀虫、斑点者为佳，如果拿在手里的腰果有粘手的现象，则不是新鲜的，不宜选购。

腰果一定要放在阴凉、干燥、通风的地方存放，不得放在强阳光底下暴晒，保存的时候也不要放在密封的容器中，更不能放在塑料袋中。建议一定要放在阴凉、干燥、通风的地方，或者放于冰箱冷藏，这样可保持腰果新鲜美味。

## 食疗小偏方

**治神经衰弱：**
腰果、莲子各10颗，茯苓、薏米、芡实各20g，藕粉半碗，糯米1碗，白糖5g。将腰果和莲子煮熟；茯苓、薏米、芡实和糯米煮熟放果汁机中榨汁，然后倒入腰果和莲子，加少许糖和藕粉调匀。

**治高血压：**
雪莲子80g，腰果100g，金针菇200g，姜片少许，天麻8g，盐5g。雪莲子、腰果泡发，金针菇洗净切小段；将所有材料放入炖盅中，加满水，调入盐，用保鲜膜封口，上火蒸2小时即可。

干果养生馆

167

# 腰果花生豆浆

**材料：**

黄豆300g，腰果、花生各100g，冰糖10g。

**制作方法：**

❶ 将黄豆用清水冲洗干净；花生仁去掉红色的薄皮；把腰果洗净，放入粉碎机碾成碎粒。

❷ 将黄豆、花生、腰果一同放入豆浆机中，加入适量的水，选择相应功能键，打成豆浆盛出，根据个人口味放入冰糖即可。

# 腰果花生米糊

**材料：**

大米100g，腰果80g，花生仁50g，冰糖10g。

**制作方法：**

❶ 大米用水洗净；花生仁去皮；腰果碾碎。

❷ 将整理好的材料一同放进豆浆机中，加入清水到上下水位线之间，然后选择相应功能键，打成米糊后盛出，食用时可根据个人口味放入冰糖并搅拌均匀。

# 腰果鸡丁

**材料：**

腰果200g，鸡脯肉1块，黄瓜、胡萝卜各1根，淀粉、胡椒粉、蚝油各10g，盐3g，油、料酒各5mL。

**制作方法：**

❶ 鸡脯肉洗净切丁，加入盐、淀粉、料酒和蚝油腌制；黄瓜洗净切块；胡萝卜洗净切丁。

❷ 油烧热，放胡萝卜丁煸炒片刻，下入鸡丁一起翻炒，直至变色，倒入黄瓜块和腰果翻炒均匀，加胡椒粉调味，收汁即可。

# 腰果炖牛肉

**材料：**

腰果100g，牛腩300g，料酒10mL，葱、姜、八角、十三香各10g，黄豆酱20g，枸杞子5g。

**制作方法：**

❶ 将牛腩洗净切成方块，葱洗净切段，姜洗净切片。锅中加入冷水，将牛腩块放入锅中，中火煮10分钟，撇出浮沫。

❷ 将牛腩块从锅中捞出，放入高压锅中，加水，将腰果、枸杞子放入，加入葱段、姜片、十三香、黄豆酱和调料。大火烧开，盖上高压锅盖，小火焖30分钟左右，关火盛出即可。

鲍鱼果

## 补脑益智，解酒养肝

鲍鱼果原产于南美洲，是干果的一种，因为其外形跟鲍鱼非常相似，所以被称为鲍鱼果。鲍鱼果的营养十分丰富，果仁中不仅含有蛋白质、脂肪、胡萝卜素，还含有 B 族维生素和维生素 E，钙、磷、铁等含量也远远高于其他的坚果。鲍鱼果的果仁肥白香润，味道香甜，具有很高的食用价值。

**成熟期：**
鲍鱼果成熟期为9月至10月。

**每100g鲍鱼果含有：**

| | |
|---|---|
| 淀粉 | 9g |
| 蛋白质 | 14.1g |
| 膳食纤维 | 4.3g |
| 维生素E | 37mg |
| 饱和脂肪 | 17mg |
| 不饱和脂肪 | 49mg |
| 胡萝卜素 | 145mg |
| 硫胺素 | 0.35mg |
| 核黄素 | 0.87mg |
| 钠 | 3mg |

性味：性温，味咸

鲍鱼果壳
补脑养肝，提高记忆力，延缓衰老

适宜人群：一般人群皆可食用

---

**养生指南**

鲍鱼果中的矿物质尤其是钙、磷、铁比较丰富。它所含的有机硒有助于促进谷胱甘肽的合成，有助于解除宿醉症状，还可以保护肝脏不受损害，经常饮酒的人可适量食用。

鲍鱼果的油脂含量也相当丰富，它可以提高脂溶性维生素在人体内的吸收率，从而给人体补充更多的养分，对于体弱、病后虚弱、经常感到饥饿的人有很好的补养作用。

鲍鱼果中含的胡萝卜素和 B 族维生素比较丰富，能够增强大脑神经系统的功能，补充大脑营养，还有助于提高记忆力。鲍鱼果中含有维生素 E，经常食用还有美容的作用。

干果养生馆

# 葵花子

## 降低血脂，安神补脑

葵花子是向日葵的果实，既可以食用，又可作为榨油的原料来使用。一般秋季时节，人们将向日葵的花托摘下，取出成熟的果实，晒干后即是葵花子。因为葵花子含有丰富的油脂，所以也是高质油脂的来源。

**成熟期：**
葵花子成熟期为7月至8月。

**每100g葵花子含有：**

| | |
|---|---|
| 热量 | 2548kJ |
| 淀粉 | 19.1g |
| 脂肪 | 49.9g |
| 蛋白质 | 23.9g |
| 膳食纤维 | 6.1g |
| 烟酸 | 4.8mg |
| 维生素E | 34.53mg |
| 镁 | 264mg |
| 钙 | 72mg |
| 钾 | 562mg |
| 磷 | 238mg |
| 钠 | 5.5mg |

葵花盘
性寒、味甘，可清热平肝，止血止痛

适宜人群：高血脂、高血压患者　　　　　性味：性平，味甘

## 膳食专家说

葵花子富含营养，老少皆宜。但食用葵花子时要尽量用手剥壳，不要用牙齿嗑，以免损伤牙釉质。

葵花子不宜一次食用过多，否则易耗伤津液，影响人的口腔健康和消化功能。

葵花子 + 糯米 + 红枣 + 小米 + 红糖 ▶ 熬粥食用，可养血补虚、益智健脑。

葵花子 + 红豆 + 芹菜叶 + 南瓜 + 蜂蜜 ▶ 熬粥食用，可健脾养胃、降压通便。

葵花子 + 糯米 + 蜜枣 + 葡萄干 + 莲子 ▶ 熬粥食用，可补血益胃、安神养心。

葵花子 + 白芝麻 + 糯米 + 橘子 + 白糖 ▶ 熬粥食用，可润肠通便、补肾抗衰。

葵花子中的亚油酸含量可达 70%，不仅有助于降低人体血液中的胆固醇，保护心血管的健康，还可以有效地调节人体新陈代谢、保持血压稳定，亚油酸有预防"三高"的作用。

有关研究发现，每天食用一把葵花子，就可以满足人一天中所需要的维生素 E。维生素 E 能有效地稳定情绪、缓解压力，还有助于增强记忆力、延缓衰老，同时对预防冠心病、失眠也有一定的作用。

葵花子中含有丰富的脂肪、碳水化合物和蛋白质，能为人体提供能量和营养，从而达到增强体质、养生防病的作用，其中所含的铁、钾、锌等元素，还有助于预防贫血、神经衰弱。

## 美食

### 糯香葵花子

**材料：**

糯米粉、葵花子各150g，白糖30g，淀粉50g。

**制作方法：**

❶ 将糯米粉、淀粉掺在一起，加入温水、白糖，揉成面团。

❷ 将面团分成掌心大小的小面团，蘸上葵花子。

❸ 将面团放入蒸笼中，蒸熟，取出，放入盘中即可。

### 葵花子饼干

**材料：**

葵花子100g，黄油20g，白糖20g，鸡蛋1个，低筋面粉15g。

**制作方法：**

❶ 将打散的鸡蛋液、黄油、白糖放一起搅拌，完全融合。

❷ 加入低筋面粉，揉成面团，将面团按压成面饼，蘸上葵花子，放入烤箱中，烤熟即可。

### 葵花子玉米饼

**材料：**

葵花子100g，黄油20g，玉米粉15g，鸡蛋2个，白糖20g。

**制作方法：**

❶ 将打散的鸡蛋液、黄油、白糖、玉米粉一起搅匀揉成面团。

❷ 将面团按压成厚的面饼，上面蘸上葵花子，放入烤箱中，烤熟即可。

## 选购方法

优质的葵花子外形比较完整，颗粒饱满且大小均匀，用手捏起来也不会扁，闻起来有一股淡淡的清香。在购买散装葵花子的时候，要用手摸一下，若有潮湿感，说明存放时间过长，这种葵花子口感和营养价值都会大大降低，不宜购买。

## 保存方法

如果是生的葵花子，可以将其装进塑料袋子里密封起来，放置于干燥、通风的地方或冰箱冷藏室；如果是炒熟之后的葵花子，就将其放入袋子并扎紧袋口，或装进糕点盒等密封容器内，同时要保证周围环境的干燥、通风。

干果养生馆

# 西瓜子

## 清肺化痰，润肠通便

西瓜子是西瓜的种子，是一种常见的休闲零食，市面上常见的一些西瓜里的子比较小，所以西瓜子来源于一些特殊的西瓜品种。兰州的打瓜就是其中的一种，它的瓜子黑边白心，"兰州黑瓜子"在国际上声名赫赫。西瓜子经过加工可制成五香瓜子、奶油瓜子、多味瓜子等。

**成熟期：**
西瓜子成熟期为5月至10月。

**每100g西瓜子含有：**

| | |
|---|---|
| 热量 | 2434kJ |
| 淀粉 | 14.2g |
| 脂肪 | 44.8g |
| 蛋白质 | 32.7g |
| 膳食纤维 | 4.5g |
| 烟酸 | 3.4mg |
| 铁 | 8.2mg |
| 镁 | 448mg |
| 钙 | 28mg |
| 钾 | 612mg |
| 磷 | 765mg |
| 钠 | 187.7mg |

性味：性寒，味甘

适宜人群：一般人群皆可食用

## 膳食专家说

西瓜子有不同的口味，不过食用西瓜子以原味为好，其他口味的西瓜子都添加了不同的调味料，不能多吃，以免影响健康。咸的西瓜子容易伤津，不能多吃。

过量嗑西瓜子会损伤牙齿。

西瓜子 + 姜 + 梨 + 枸杞子 + 红糖 ▶ 熬汤食用，可润肠、生津。

西瓜子 + 杏仁 + 梨 + 香蕉 + 白糖 ▶ 熬汤食用，可止咳润燥。

西瓜子 + 葱 + 姜 + 醋 + 盐 ▶ 熬汤食用，可防治风寒感冒。

西瓜子 + 猪肚 + 花生 + 蒜 + 盐 ▶ 熬汤食用，可防治胃溃疡。

# 南瓜子

## 消炎止痛，降糖止渴

南瓜子是由老熟的南瓜的种子晒制而成的，又称南瓜仁、白瓜子、金瓜子。南瓜子含有丰富的脂肪酸、氨基酸、植物甾醇、矿物质、维生素以及多糖等营养物质。南瓜子炒熟后，可作为小零食食用，有一定的养生价值。南瓜子还有着很高的药用价值，无论中外医药典籍，均有将南瓜子药用的历史记载。

**成熟期：**
南瓜子成熟期为9月至10月。

**每100g南瓜子含有：**

| 热量 | 2436kJ |
|---|---|
| 脂肪 | 46.1g |
| 蛋白质 | 36g |
| 膳食纤维 | 4.1g |
| 烟酸 | 3.3mg |
| 铁 | 6.5mg |
| 钠 | 15.8mg |
| 维生素E | 27.28mg |
| 镁 | 376mg |
| 钙 | 37mg |
| 钾 | 672mg |

性味：性平，味甘

适宜人群：消瘦乏力者、百日咳患者

---

**膳食专家说**

南瓜子的驱虫效果很好，在医疗卫生条件比较差的情况下，可以用它来驱虫。

南瓜子有催乳的作用，因此也适合产后乳汁不足的产妇食用。

| 南瓜子 | + | 南瓜 | + | 面粉 | + | 花生 | + | 红糖 | ▶ | 熬汤食用，可降糖降脂。 |
|---|---|---|---|---|---|---|---|---|---|---|
| 南瓜子 | + | 糯米 | + | 莲子 | + | 红枣 | + | 冰糖 | ▶ | 熬粥食用，可补中益气。 |
| 南瓜子 | + | 花生 | + | 葱 | + | 红枣 | + | 盐 | ▶ | 熬汤食用，可益气下乳。 |
| 南瓜子 | + | 花生 | + | 葡萄干 | + | 枸杞子 | + | 冰糖 | ▶ | 熬汤食用，可健脾养胃。 |

干果养生馆

# 花生

## 健脾益胃，理气通乳

　　花生为豆科作物，是优质食用油的主要油料品种之一，又名"落花生"或"长生果"。花生原产于南美洲，现已在多个国家普遍种植，在亚洲最为普遍。花生和黄豆一样营养丰富，是一种高蛋白油料作物，不仅可以食用，还可以入药，被人们誉为"植物肉"，其蛋白质含量高达30％左右，其营养价值可与动物性食品，如鸡蛋、牛奶、瘦肉等媲美，且易于被人体吸收利用。

**成熟期：**
花生成熟期为8月至9月。

**每100g花生含有：**

| | |
|---|---|
| 热量 | 1310kJ |
| 淀粉 | 13g |
| 脂肪 | 25.4g |
| 蛋白质 | 12g |
| 烟酸 | 14.1mg |
| 胡萝卜素 | 10μg |
| 铁 | 3.4mg |
| 镁 | 110mg |
| 钙 | 8mg |
| 钾 | 390mg |
| 磷 | 250mg |
| 钠 | 3.7mg |

性味：性平，味甘

花生壳
敛肺止咳

花生红衣
有补血、凝血的作用

适宜人群：冠心病、动脉硬化、咳嗽患者

## 膳食专家说

　　新鲜的花生很容易受潮发生霉变，这种花生中含有可以致癌的物质——黄曲霉菌毒素，严重时甚至会诱发中毒性肝炎、肝癌。
　　食用花生后需要消耗很多胆汁才能使其被消化，肝胆疾病患者应忌食。

 花生 +  黄豆 +  红枣 +  莲子 +  冰糖 ▶ 熬汤食用，可养心、健胃。

 花生 +  杏仁 +  薏米 +  蜜枣 +  白糖 ▶ 熬粥食用，可促进生长发育。

 花生 +  大米 +  红豆 +  玉米 +  绿豆 ▶ 熬粥食用，可软化血管，防止动脉硬化。

 花生 +  薏米 +  黑米 +  南瓜 +  玉米 ▶ 熬粥食用，可增强记忆力、延缓衰老。

花生可以直接生食，也可以炒熟食用，但炒熟后的花生，其性变得温热，故一次不能多吃。

花生还可以搭配其他食材煮汤食用，这种吃法不仅口感很好，而且不会破坏花生的营养素。花生的红衣要慎吃，花生的红衣有补血、促进凝血的作用，对伤口愈合有好处，但是血液黏稠度高的人吃花生红衣反而会增加患心脑血管疾病的风险。

花生作为人们喜爱的传统食品之一，具有一定的药用价值和保健功能。清代赵学敏在《本草纲目拾遗》中提到，花生仁"味甘气香，能健脾胃，饮食难消运者宜之"。《本草纲目》记载："花生悦脾和胃、润肺化痰、滋养补气、清咽止痒。"中医认为，花生可以健脾和胃、润肺化痰、滋养调气。对营养不良、食少体弱、燥咳少痰、咯血、皮肤紫斑、产妇乳少及大便燥结等病症有食疗作用。适量食用花生有助于补养脾胃和肺脏。

花生含有丰富的维生素 E 和锌元素，有助于增强记忆力、抗衰老，还能延缓脑功能衰退，中老年人可以适量食用。

花生中含有维生素 C 和不饱和脂肪酸，有降低人体胆固醇、促进血液循环的作用，有助于防治动脉硬化、高血压和冠心病。

花生中富含的核黄素正是我们平日膳食中较为缺乏的维生素，因此多吃些花生能补充核黄素，有助于防治唇裂、眼睛发红发痒、脂溢性皮炎等疾病。

最好选择颗粒饱满、果荚呈土黄色或白色、富有光泽且大小比较均匀、形状完整的花生。新鲜的花生闻起来有一种淡淡的清香。果荚灰暗或发黑，颗粒不饱满，大小不均匀或有未成熟粒、破碎粒、虫蚀粒、生芽粒，气味平淡或略有异味的花生为劣质花生，不宜购买。

带荚花生应在充分干燥后，放入罐中密封，置于阴凉通风处保存。花生仁要摊晒干燥，扬去杂质，然后用无洞的塑料食品袋密封装起来，密封之前，可将几块剪碎的干辣椒片放入袋内，然后放置在干燥通风处储存。

### 治血虚、产后乳汁不足：

花生仁 40g，粳米 80g，冰糖少许。将去皮后的花生仁用清水冲洗干净，沥干水分；粳米淘洗一次；汤锅加水置于火上，放入粳米和花生仁，熬粥，粥熟时调入适量的冰糖。

### 治肺燥咳嗽、哮喘：

花生米 30g，桑叶 10g，冰糖 10g。将花生米洗净后，沥干；桑叶去除杂质，洗净；汤锅加水置于火上，放入花生米，大火煮沸，然后放入桑叶和冰糖，转小火煮烂。去除桑叶后食用。

干果养生馆

# 老醋花生

**材料:**

花生仁300g, 红椒1个, 葱1棵, 盐5g, 陈醋10mL。

**制作方法:**

❶ 将花生仁放入盆中, 倒入沸水浸泡1小时左右, 去皮, 再放入锅中焯熟, 捞出并放入凉水冷却。

❷ 红椒洗净, 斜切成块; 葱洗净, 切成小段。

❸ 将花生米、红椒块、葱段倒在一起, 加入盐、陈醋搅拌均匀即可。

# 杭椒花生

**材料:**

花生仁300g, 葱1棵, 小杭椒80g, 陈醋10mL, 盐3g, 香油5mL。

**制作方法:**

❶ 锅中倒入入水, 大火煮沸, 将花生仁放入锅中煮熟, 捞出后剥掉花生皮, 放入冷水浸泡。

❷ 把小杭椒洗净, 切成薄薄的小段; 葱洗净, 剁碎。

❸ 将花生仁、小杭椒段、葱碎倒在一起, 加陈醋、盐、香油搅拌均匀, 等花生入味后即可。

# 凉拌花生

**材料:**

花生仁300g, 洋葱、红椒各1个, 葱8g, 陈醋10mL, 盐3g, 辣椒油5mL。

**制作方法:**

❶ 将花生仁放入温水浸泡去皮, 入锅煮熟。

❷ 洋葱洗净切成小块; 葱、红椒洗净, 剁碎。

❸ 将花生仁、洋葱块、葱碎、红椒碎倒在一起, 加调料搅拌均匀, 泡至入味即可。

# 蜜汁花生

**材料:**

花生仁500g, 蜂蜜30g, 盐5g, 白糖10g, 油35mL。

**制作方法:**

❶ 部分花生仁焯熟, 捞出去红衣过凉水, 使其脆嫩。锅中加油烧热后放入剩下的花生仁, 炸至金黄色。

❷ 往锅中倒入少量的油, 加入盐、白糖化开, 再倒入蜂蜜搅匀, 将煮花生和炸花生混合, 搅拌均匀后稍加热即可。

**成熟期：**
白果成熟期为7月至8月。

**每100g白果含有：**

| 热量 | 1485kJ |
|---|---|
| 淀粉 | 72.6g |
| 脂肪 | 1.3g |
| 蛋白质 | 13.2g |
| 维生素E | 24.7mg |
| 钙 | 54mg |
| 钾 | 17mg |
| 磷 | 23mg |
| 钠 | 17.5mg |
| 锌 | 0.69mg |

## 敛肺定喘，润肺止咳

白果是银杏树的果实，去皮后呈圆形或椭圆形，其大小如杏核，颜色如白玉，每年的秋末冬初是其采摘季节，是一种药食兼用的干果。在我国宋代时期，白果就被列为皇家贡品，可见其珍贵。

性味：性平，味甘，有小毒

白果壳
解白果毒，适量泡水
饮用可美容养颜

银杏叶
可止咳平喘，补脑，
健胃止泻

适宜人群：一般人群皆可食用

---

**膳食专家说**

白果中含有一定的氢氰酸，具有轻微的毒性，不可生食，也不能一次食用过多，否则对健康不利。

一般情况下，幼儿食用白果一次不能超过8颗。

白果 + 山药 + 红枣 + 枸杞子 + 盐 ▶ 熬汤食用，可健脾益气、补血养颜。

白果 + 银耳 + 芡实 + 桂圆 + 枸杞子 ▶ 熬汤食用，可固肾、益精、润肠排毒。

白果 + 薏米 + 红枣 + 银耳 + 蜂蜜 ▶ 熬粥食用，可补血益气、健脾清肠。

白果 + 黄豆浆 + 藕粉 + 梨 + 冰糖 ▶ 熬汤食用，可润肺、美容、强体质。

干果养生馆

177

　　白果既可以用来煮食、烤食和炒食，也能用作配菜。白果和肉一起烹调成菜，被人们称为"长生肉"，和枣一起煮成饭，被称为"长生饭"。白果还能使糕点更有糯性，提升口感与清香味道，增加其食用价值。

　　在食用白果之前，要先去掉果壳、种皮和胚芽。可将白果放在锅里干炒几分钟，剥掉外壳以后，用干净的布包裹着白果仁，轻轻揉搓就可以将种皮去掉。

## 养生指南

　　白果富含营养，药食两用，可帮助人体改善微循环，它既可以改善心脏的微循环，治疗冠心病，还可以改善脑部的血液循环，治疗脑血管病。对于短暂性脑缺血患者，白果可以迅速改善患者临床症状，减少脑梗的发生率。

　　白果具有敛肺气、定喘咳的功效，对防治呼吸道疾病有一定的作用。白果的果皮中含有丰富的果酸及银杏酚，可以抗结核杆菌，有助于改善肺结核引起的发热、咳嗽等症。

　　白果中富含蛋白质、维生素C、胡萝卜素等营养成分，有助于扩张微血管，促进血液循环，提高新陈代谢。它还有润泽肌肤、滋阴养颜的作用，是延缓衰老的最佳食品。

　　白果中的白果酸有抑菌、杀菌作用，可防治痤疮。此外，白果还有收缩膀胱括约肌的作用，对小儿遗尿、尿频、遗精不固等症有辅助疗效。

## 选购方法

　　优质白果外表光滑、颜色洁白、大小均匀且表面没有霉斑，果仁饱满坚实。购买时，先用手触摸一下白果表皮，感觉干爽的是新鲜白果，手感潮湿的可能掺入了水分。还可以将白果放在耳旁轻轻晃动，没有声音的说明果仁比较饱满。

## 保存方法

　　如果先将白果外壳剥掉后再放进冰箱，能保存更长时间，且保鲜效果更好。

　　在晾干白果的时候，千万不要让其暴露在阳光下，否则就会造成白果外干内湿，容易发霉变质。

## 食疗小偏方

### 治慢性淋浊：

　　白果、山药各20g。将白果放入炒锅中炒熟，去掉果壳，用干净的布片包住果仁轻搓，去掉种皮；将山药去皮，用清水冲洗干净后，放入平底锅中炒干；分别将白果和山药研成粉末，然后混在一起搅拌均匀即可。食用时用温水调服。

### 治小儿腹泻：

　　白果2个，鸡蛋1个。将白果放入锅中炒熟后，去皮并研成粉末；在生鸡蛋上扎一个小洞，将白果的粉末倒入其中，入锅水煮或隔水蒸熟即可。

# 五彩白果

**材料：**

白果100g，莲子、荸荠、山药、莲藕各50g，青椒、红椒各1个，黑木耳20g，盐5g，油5mL。

**制作方法：**

❶ 莲子洗净，荸荠洗净去皮，莲藕、山药去皮，洗净切片，青椒、红椒洗净切段，木耳、白果放清水中浸泡。

❷ 锅中油烧热，放入黑木耳、青椒段、红椒段，炒出香味，再放入白果、莲子、荸荠、山药片，一起翻炒。

❸ 加水、盐，翻炒均匀，炒熟盛入盘中即可。

# 白果炒百合

**材料：**

白果150g，百合200g，青椒、红椒各1个，白糖10g，盐、油各适量。

**制作方法：**

❶ 青椒、红椒洗净切块，百合洗净，白果、百合放沸水中焯一下。

❷ 锅中放油，油热后放入青椒块、红椒块，炒出香味，然后放入白果、百合，加入白糖、盐一起翻炒，炒熟盛入盘中即可。

# 白果墨鱼片

**材料：**

白果、墨鱼片各50g，黑木耳20g，青椒、红椒各1个，鸡精、盐、油各适量。

**制作方法：**

❶ 将白果放在温水中浸泡，黑木耳洗净，青椒、红椒洗净切成段，将墨鱼片放入热水中余一遍。

❷ 倒掉水，在锅里放入油，置于火上，油热后放入木耳、青椒段、红椒段，炒出香味。然后放入白果、墨鱼片，加入盐、鸡精，炒熟即可。

# 白果扣山药

**材料：**

白果、山药各200g，木瓜1个，白糖50g。

**制作方法：**

❶ 山药洗净去皮，切段；木瓜洗净切成瓣；白果用温水浸泡。

❷ 将山药段放在盘底，然后把木瓜瓣扣在山药上，放上白果，撒上白糖。

❸ 将摆放好的盘子放在蒸笼上，大火焖蒸。将蒸好的拼盘取出即可。

干果养生馆

# 莲子

## 清心除烦，安神降压

　　莲子是莲科植物莲的成熟种子，原产于中国，是常见的滋补佳品，既可食用又可入药。莲子生在小巧玲珑的莲蓬之中，因为外壳坚硬，古人将它称为"石莲子"，经常服食莲子，可有效防治多种疾病。将新鲜莲蓬里的莲子剥出，可当作"小水果"食用，味道清甜可口。

**成熟期：**
莲子成熟期为6月至7月。

**每100g莲子含有：**

| | |
|---|---|
| 热量 | 1463kJ |
| 淀粉 | 67.2g |
| 脂肪 | 2g |
| 蛋白质 | 17.2g |
| 膳食纤维 | 3g |
| 烟酸 | 4.2mg |
| 铁 | 3.6mg |
| 镁 | 242mg |
| 钙 | 97mg |
| 钾 | 846mg |
| 磷 | 550mg |
| 钠 | 5.1mg |

性味：性平，味甘、涩

莲子心
莲子心是莲子中央的青绿色胚芽，味苦，有固精、安神、强心的作用

适宜人群：心慌、慢性腹泻、失聪者

## 膳食专家说

　　莲子心性寒味苦，不能空腹食用，否则会引起腹痛、腹泻，胃寒畏冷者更不能食用。

　　莲子虽好，但不是人人都适合食用，经常大便干结或者腹胀严重的人不宜食莲子。

莲子 + 绿豆 + 冬瓜 + 粳米 + 冰糖 ▶ 熬粥食用，可清热解毒。

莲子 + 杏仁 + 花生 + 薏米 + 冰糖 ▶ 熬粥食用，可美容养颜。

莲子 + 红枣 + 大米 + 枸杞子 + 冰糖 ▶ 熬粥食用，可养心安神。

莲子 + 苹果 + 银耳 + 枸杞子 + 冰糖 ▶ 熬汤食用，可健运脾胃。

新鲜的莲子可以生吃，味道清香，但不宜过量，否则会引起腹泻；用焙干的莲子冲水代茶饮，可以清心安神。

莲子最常见的做法就是搭配其他食材熬粥或者煲汤食用，滋补效果很好。莲子还可以搭配面粉做成糕点，既营养又美味。

## 养生指南

莲在我国南北各地已广泛种植，武汉、杭州等地的品种尤多。莲原指其果实，俗称莲蓬，现将花、果实都泛称为莲，其地下茎的肥大部分称藕。莲子根据用途的不同可以分为三种：藕莲、子莲、花莲。以产藕为主的称为藕莲，此类品种开花少；以产莲子为主的称为子莲，此类品种开花繁密，但观赏价值不如花莲；以观赏为主的称为花莲，此类品种雌雄多数为泡状或瓣化，常不能结实。莲全身是宝，莲藕、荷叶、荷梗、莲蕊、莲房均能入药。莲子既可作蔬菜食用，又可作为保健药膳的材料食用。

莲子中含有丰富的钙、磷和钾，可养护心脏，而莲子心则可祛除心火，还可以补养脾肾。

莲子中含有蛋白质和维生素、矿物质等营养物质，有补脑的作用，中老年人、脑力劳动者经常食用，可以健脑，增强记忆力，提高工作效率。

莲子心味道极苦，却有显著的强心作用，能扩张外周血管，降低血压。莲子心还有很好的祛心火的疗效，可以防治口舌生疮，并有助于改善睡眠。

## 选购方法

首先看颜色，优质的莲子去皮后表皮会附带一些未处理干净的红皮，莲子颜色略黄。如果一眼看上去白白净净的莲子，这些可能用化学漂白剂进行了漂白。

其次是味道，干的莲子一大把抓起来还是有很浓的天然的香味，漂白过的有点刺鼻。

在保证了莲子没有漂白过后，最后要看其饱满度，颗粒越饱满的莲子越好。

## 保存方法

鲜莲子放进冰箱中冷藏即可。如果要长时间保存，新鲜的莲子需要进行日晒或者焙干，然后摊晾2天，热气散后放置于干燥的地方保存。

## 食疗小偏方

### 治失眠多梦、烦躁：

莲子30g，冰糖5g，百合25g。将莲子和百合清洗干净后，沥干；取出炖盅，倒入适量的水，把莲子和百合放入，大火煮沸后，倒入冰糖，转小火慢炖即可。

### 治体虚、耳鸣、目眩：

莲子30g，粳米100g。将干净的莲子焙干，然后研成粉末；粳米洗净，沥干水分；汤锅加水置于火上，倒入粳米，熬粥，待粥将熟时，撒入莲子末，搅匀即可。

干果养生馆

# 莲子扣肉

**材料:**

五花肉300g，莲子100g，葱1根，盐5g，油20mL，老抽10mL。

**制作方法:**

❶ 莲子洗净，放在水中浸泡；葱洗净切段；五花肉洗净煮至八成熟，抹上老抽、盐，腌渍。

❷ 锅中加油，将五花肉放入锅中煎炸，至肉皮起泡。将五花肉切成片，把莲子包在肉中，用葱段捆住定形，倒放在碗中。放进蒸笼蒸。

❸ 蒸好的莲子肉倒扣在盘中即可。

# 莲子百合炖肉

**材料:**

猪肉200g，莲子30g，百合30g，生姜1块，盐5g。

**制作方法:**

❶ 莲子洗净；百合洗净；姜洗净切成片；猪肉洗净切成片，放入热水中余一遍。

❷ 锅中加入新的清水，将猪肉片、百合、莲子放入锅中，大火煮沸，然后转至小火炖1小时。

❸ 出锅前，加盐调味，盛入碗中即可。

# 冬瓜莲子炖肥肠

**材料:**

猪肥肠50g，莲子、冬瓜各100g，胡萝卜1根，盐、鸡精各5g，料酒10mL。

**制作方法:**

❶ 胡萝卜洗净切块；莲子洗净；冬瓜洗净切片；肥肠洗净，用料酒腌渍后余水。

❷ 锅中换上新的清水，将肥肠、莲子放进去，大火煮沸，然后加入冬瓜片、胡萝卜块、盐。

❸ 出锅前，加鸡精调味，盛入碗中即可。

# 桂圆莲子羹

**材料:**

桂圆50g，莲子80g，枸杞子20g，白糖10g。

**制作方法:**

❶ 桂圆去皮，莲子、枸杞子洗净。

❷ 锅中加水，置于火上，放入莲子、枸杞子、桂圆，煮沸，然后转小火煮，待莲子、桂圆软糯时，加入白糖，继续煮熟即可。

## 补中益气，养血安神

红枣原产于我国，历史悠久，自古以来就被列为"五果"之一。红枣有很好的养生作用，到现在，民间还流传着"一日吃十枣，医生不用找""一天吃三枣，终身不显老"的说法。李时珍在《本草纲目》中说，红枣性温、味甘，能补中益气、养血生津，用于防治脾胃虚弱、食少便溏、气血亏虚等疾病。

# 红枣

**成熟期：**
红枣成熟期为8月至9月。

**每100g红枣含有：**

| 热量 | 1155kJ |
|---|---|
| 淀粉 | 67.8g |
| 蛋白质 | 3.2g |
| 膳食纤维 | 6.2g |
| 烟酸 | 0.9mg |
| 铁 | 2.3mg |
| 钠 | 6.2mg |
| 胡萝卜素 | 10μg |
| 镁 | 36mg |
| 钙 | 64mg |
| 钾 | 524mg |
| 磷 | 51mg |

性味：性温，味甘

适宜人群：一般人群皆可食用

---

### 膳食专家说

红枣腐烂后会产生果酸和甲醇，食用后会出现头晕、视力障碍等中毒反应，所以一定不能食用烂枣。

体质属于燥热型的女性，在月经期间不宜吃红枣，否则会导致经血量过多。

红枣 + 银耳 + 莲子 + 枸杞子 + 冰糖 ▶ 熬汤食用，可滋阴润肤。

红枣 + 红米 + 黑米 + 陈皮 + 白糖 ▶ 熬粥食用，可补气养血。

红枣 + 枸杞子 + 红糖 + 冰糖 + 蜂蜜 ▶ 煮茶食用，可补血养颜、养心安神。

红枣 + 南瓜 + 银耳 + 莲子 + 冰糖 ▶ 熬汤食用，可养心安神、润肺。

干果养生馆

红枣枣皮稍硬，不容易被肠胃消化，因此生食红枣时应细嚼慢咽。

红枣可以生吃，也可以炖汤。枣皮中也含有丰富的营养，因此在炖汤时，应该把枣皮和枣肉一起炖。

春秋季节乍暖还寒，用红枣煮汤代茶，能安心宁神，增进食欲和免除失眠之苦。夏季炎热，红枣与荷叶同煮可益气消暑；冬季严寒，红枣汤加生姜红糖，可驱寒暖胃。

**养生指南**

红枣在中国已有 8000 多年种植历史。红枣的养生保健作用，早在远古时期就已经被人们发现。西周时期人们就学会了用红枣发酵酿造红枣酒，并作为贡品上奉皇宫。红枣是一种营养佳品，被誉为"百果之王"。红枣含有人体必需的多种维生素和氨基酸、矿物质，不仅可以作为一种干果食用，还是一味滋补脾胃、养血安神、治病强身的良药，尤其适合孕妇、老年体弱者、脑力工作者。

红枣中含有丰富的钙、铁、维生素，经常食用可以预防骨质疏松症和贫血，比较适合老年人和发育期的青少年食用。另外，红枣还有很好的美容作用，可使气血充足、面色红润。

红枣中所含的芦丁，是一种能软化血管、降低血压的物质，对高血压有防治功效。

药理研究发现，红枣能促进白细胞的生成，降低血清胆固醇，提高血清白蛋白，保护肝脏。

**选购方法**

购买红枣的时候不要只看外表，一定要掰开看枣肉和品尝枣味，成熟的红枣颜色多呈深红色，均匀且富有光泽。一些枣的颜色也呈红色，但比较暗淡，这些枣多为泡过水或捂红的枣，不宜购买。掰开之后好的枣肉是一个色调，而捂熟的枣肉会有一部分成褐色或者软化了，优质的红枣吃起来是香甜的，口感很好，没有苦涩味。

**保存方法**

为了让红枣能够储存较长的时间，在储存之前一定要把红枣放在太阳下晒干，晒时可以在红枣上盖个竹席或其他不透光的东西，这样可以防止红枣变色。

**食疗小偏方**

治失眠：

红枣 20g，小米 100g，百合 20g。红枣和百合分别洗净后，沥水，红枣去核，将小米冲洗一遍；将汤锅加水置于火上，大火煮沸后加食材，煮沸，转小火熬成粥即可。

治血虚、面色苍白：

红枣 8 颗，黑木耳 12g，冰糖 5g。红枣洗净后，用清水浸泡 2 小时，去核；黑木耳泡发，冲洗干净。取出汤盆，将红枣和黑木耳倒入，加适量清水和冰糖，蒸 60 分钟即可。

# 红枣鸡爪汤

材料:
鸡爪3个，红枣3个，姜1块，盐5g。

制作方法:

❶ 红枣洗净，放在水中浸泡10分钟；姜洗净切成片。

❷ 鸡爪洗净，放入锅中，烧开水，余一遍，捞出，沥干水。

❸ 换一锅清水，把鸡爪、红枣放入锅中，加入姜片、盐，大火煮沸，然后转至小火慢慢炖煮1小时，盛入碗中即可。

# 红枣枸杞子排骨汤

材料:
排骨500g，红枣、枸杞子各30g，姜1块，盐5g。

制作方法:

❶ 红枣、枸杞子放入水中浸泡；姜洗净切片；排骨剁成块，放入沸水中余一遍。

❷ 锅中加入新的清水，放入排骨块、红枣、枸杞子，大火煮沸，然后转至小火炖2小时。炖的时间越长，汤汁的味道越浓。

❸ 出锅前，加入盐，再炖3分钟即可。

# 红枣牛肉汤

材料:
牛肉300g，红枣50g，盐5g，姜1块。

制作方法:

❶ 红枣、姜洗净，姜切成片；牛肉洗净切成片，将牛肉余一遍。

❷ 换一锅清水，把牛肉片、红枣放入锅中，加入姜片、盐大火煮沸，然后转至小火炖至肉烂熟即可。

# 红枣猪蹄汤

材料:
猪蹄500g，红枣30g，花生仁50g，盐5g。

制作方法:

❶ 红枣、花生仁洗净；将猪蹄洗净余一遍。

❷ 锅中加入新的清水，放入猪蹄大火煮沸，然后再将红枣、花生仁放入锅中，转至小火炖熟，加入盐调味即可。

干果养生馆

第六章

# 五谷杂粮粉养生馆

五谷杂粮粉是将各种谷物、杂粮加工后精制而成的粉末，它依然保留了五谷杂粮的营养元素，并且食用更加方便。尤其在快节奏的现代社会，人们更加注重养生，却没太多时间仔细烹煮五谷杂粮，杂粮粉就很好地解决了这一问题。人们也常常把一些中药材加入杂粮中磨成粉一起食用，这样药材的药性会释放得更好，不但更利于人体消化吸收，保健效果也会大大增强。不过，五谷杂粮粉虽然吸收更快，但升糖指数也快，吃得过多会造成血糖快速上升，所以糖尿病患者要谨慎食用。

# 藕粉

## 健脾补血，散瘀止血

藕粉是杭州的名产，是由干燥的莲藕研磨成粉末加工而来的食物，它营养丰富，是一种传统的滋补食品。相较于其他滋补食物的炖煮过程，藕粉的食用方式更加简便，只需开水冲泡即可，特别适合快节奏生活中的人们进补之用，且口感香滑，老少皆可食用。藕粉不仅可以食用，还可以入药。

每100g藕粉含有：

| | |
|---|---|
| 热量 | 1559kJ |
| 淀粉 | 93g |
| 蛋白质 | 0.2g |
| 膳食纤维 | 0.1g |
| 钙 | 8mg |
| 磷 | 9mg |
| 钾 | 35mg |
| 硒 | 2.1μg |

性味：性平，味甘、微咸

适宜人群：虚损血少、泄痢食少者，单纯性食道炎患者

## 养生指南

藕粉中含有黏液蛋白和膳食纤维，食用后会促进肠道蠕动，使粪便加速排出体外。另外，藕粉中的鞣酸还有健脾止泻的作用，可以帮助消化，适合泄泻者食用。

藕粉中的铁、钙等矿物质也相当丰富，经常食用有助于补血养生、改善气色。

藕粉中含有大量的单宁酸，它能够促使血管收缩，可以帮助止血。另外，生藕粉是凉性食物，食用后有助于散瘀，很适合血热性病症患者食用。

## 选购方法

先观察藕粉的颜色，优质的藕粉与空气接触后，颜色会带淡红色；再闻味道，藕粉闻起来有淡淡的清香味；最后用手指捻起一点，轻揉时感觉比较细腻的是比较好的藕粉。

## 储存方法

密封放置在室内干燥通风处即可。藕粉易吸收异味，要远离异味物品。此外，藕粉保存时间长，颜色会由微红变为红褐色，这不是变质，不妨碍食用。

## 食用方法

藕粉多用来制作甜品，可直接加水搅成糊状食用。在烹制菜肴或煲汤，尤其是甜汤时，经常会用藕粉勾芡，这样可提升汤品的味道。

五谷杂粮粉养生馆

# 薏米粉

每100g薏米粉含有：

| 热量 | 1469kJ |
| --- | --- |
| 淀粉 | 73.5g |
| 脂肪 | 2.4g |
| 蛋白质 | 11.3g |
| 膳食纤维 | 4.8g |
| 钙 | 42mg |
| 镁 | 50mg |

## 健脾祛湿，润肤美白

薏米粉是一种常见的杂粮粉，是以薏米为原料加工而成的。薏米对于大家来说并不陌生，既是一种美食，又是一味补益的药材，曾被列为宫廷膳食。薏米经过清洗、沥干、干燥、粉碎等一系列加工过程后制成薏米粉，同时保留了一些薏米的营养功效，对人体有很好的滋补作用。

性味：性凉，味甘、淡

适宜人群：水肿、脚气、小便不利、脾虚泄泻者

### 储存方法

将薏米粉倒入瓶子或罐子中，封口后置于冰箱里保存即可。

### 食用方法

薏米粉最常见的做法就是用开水直接冲泡饮用，方便快捷，也可以根据个人喜好调入适量的蜂蜜饮用，不但口感更好，美容效果也更好。

薏米粉还可以搭配其他谷类食物熬粥食用。现在薏米粉还有一个比较流行的用法，就是搭配荷叶粉制作面膜，有美白的作用。

### 养生指南

薏米粉中含有水溶性膳食纤维，它可以吸附胆盐，降低肠道对脂肪的吸收率，从而降低血脂。血脂比较高的人，可连续服用一段时间的薏米粉，有明显的降脂效果。

经现代医学研究发现，薏米粉中的薏米酯可以抑制癌细胞的生长，有助于防癌抗癌。

薏米粉中含有丰富的矿物质，有助于促进人体血液和水分的正常代谢，消除水肿，经常食用可帮助排便，预防便秘。对减肥者来说，薏米粉也是一种既营养又能瘦身的食品。

### 选购方法

品质比较好的薏米粉冲泡后有糊状但并不黏稠，若是薏米粉的黏稠度比较高，则说明其中含有胶类或者添加剂，不宜购买。因为薏米的胚芽有黑色的物质，所以纯度高的薏米粉一定会出现黑色的颗粒。

# 红薯粉

## 宽肠通便，健脾益气

红薯粉又叫番薯粉、甘薯粉，是由红薯加工而来的，分为粗粒红薯粉和细粒红薯粉两种，在日常生活中经常用到的是粗粒红薯粉。因为红薯粉放入水中加热后黏性特别高，所以在烹制菜肴勾芡时，很少用到它。红薯粉不仅可以食用，还可以入药，有一定的药用价值。

每100g红薯粉含有：

| 热量 | 1406kJ |
|---|---|
| 淀粉 | 80.9g |
| 脂肪 | 0.2g |
| 蛋白质 | 2.7g |
| 膳食纤维 | 0.1g |
| 胡萝卜素 | 20μg |
| 硫胺素 | 0.03mg |
| 烟酸 | 0.2mg |

性味：性平，味甘

适宜人群：积食、脾胃虚弱者

## 养生指南

红薯粉中含有大量的膳食纤维，能帮助肠胃清除废物，排出毒素，通利大便，且红薯粉质地比较细腻，不容易伤害肠胃，比较适合有便秘症状的人食用。

食用红薯粉有助于清除消化道和呼吸道的有害物质，增加血管壁的弹性，促进血液循环，保护血管，预防动脉硬化。

红薯粉中含有的蛋白质质量高，经常食用可提高人体对主食中营养的利用率，使人身体健康、延年益寿。

## 选购方法

要根据用途选用红薯粉，如果烹饪用，选择粗粒的红薯粉比较好；若是药用，则选择细粒红薯粉。在选购红薯粉时，要注意选择干燥度比较高的红薯粉。

## 储存方法

将红薯粉放入瓶子或罐子中，密封后，置于干燥通风的地方保存，注意防潮防虫，避免太阳直射。

## 食用方法

红薯粉通常用于制作红薯粉条糕点，也可以用来油炸。排骨腌渍过后，撒上红薯粉，放入油锅中烹炸，可增加酥脆感。

客家人经常将红薯粉和芋头放一起做红薯包，这是他们逢年过节时餐桌上的必需品。在烹制肉类菜肴时，可以在肉中加入一些红薯粉，炒或煲汤均可。

五谷杂粮粉养生馆

# 红枣粉

**每100g红枣粉含有：**

| | |
|---|---|
| 淀粉 | 78g |
| 脂肪 | 4g |
| 蛋白质 | 3.3g |
| 膳食纤维 | 2g |

## 健脾护肝，补血益气

　　红枣粉由红枣加工而来，是一种天然的保健营养品，也是馈赠亲朋好友的佳品。红枣粉中含有丰富的营养，对人体有很好的补益作用。

性味：性平，味甘

适宜人群：气血不足、动脉硬化患者

### 储存方法

　　将红枣粉放入塑料袋中，将塑料袋中多余的空气挤出，密封后放置于干燥的地方常温保存，注意防潮。

### 食用方法

　　红枣粉可以直接冲水饮用，美容养颜和补血益气的作用比较好，若是能在冲好的红枣粉中调入适量的蜂蜜或者蔗糖，口感会更加好，也可搭配其他的食物熬粥。

　　红枣粉作为配料来搭配其他谷类的粉制作糕点，既美味又营养，还可以搭配果冻粉，制成红枣味的果冻，口感独特。

### 养生指南

　　红枣粉中的维生素 P 有助于维持血管通透性，改善血液循环，平衡血压，有预防动脉硬化的作用。

　　红枣中的果糖、葡萄糖等物质有保护肝脏、增强体力的作用。

　　此外，红枣粉还有助于防治过敏性紫癜。红枣粉中的维生素 C 含量相当丰富，它有抗氧化的作用，可参与组织细胞的氧化还原反应，还可以促进胶原蛋白的合成，促进新陈代谢，延缓衰老。

### 选购方法

　　纯正的红枣粉的颜色为红中略带黄色，闻起来有浓浓的红枣香味。红枣粉以比较干燥、没有虫蛀和异味的为好。

# 栗子粉

## 补肾抗衰，健脾养胃

栗子粉是由板栗仁经过烘焙、充分干燥后磨成的粉末，有粗栗子粉和细栗子粉两大类。粗栗子粉手感粗糙，有颗粒感，适合用来做食物的馅料。细栗子粉细腻柔滑，主要用来做食物的配料。栗子粉中含有蛋白质、碳水化合物和胡萝卜素等多种对人体有益的营养素，在食物中添加栗子粉，可增加食物的营养价值。

每100g栗子粉含有：

| | |
| --- | --- |
| 淀粉 | 70.2g |
| 脂肪 | 1.3g |
| 蛋白质 | 6.4g |
| 膳食纤维 | 0.1g |
| 硫胺素 | 0.25μg |
| 烟酸 | 0.2mg |
| 胡萝卜素 | 345.8mg |
| 镁 | 91mg |
| 铁 | 2mg |
| 锌 | 1.04mg |
| 铜 | 0.73mg |
| 锰 | 2.78mg |
| 钠 | 25.3mg |
| 硒 | 2.06μg |

性味：性温，味甘

适宜人群：腹泻、脾虚者

## 养生指南

栗子粉中有抗血管硬化的物质，可软化血管，增强血管的弹性，促进血液循环，在一定程度上可防治高血压、冠心病等慢性疾病。

栗子粉含有的胡萝卜素是养护眼睛的重要物质，有明目的作用。

栗子粉还有健脾的作用，可以健运脾胃，脾虚的人可以适量食用。

栗子粉中的矿物质也相当丰富，尤其是磷、钾和镁，在为人体补充营养的同时，还能促进身体排毒，利于血液循环，促进身体的新陈代谢。

## 专家提醒

栗子粉比较适合中老年人食用，不仅容易消化吸收，还可以防治小便频多、咽喉肿痛等。

栗子粉有很好的营养价值，但是糖尿病患者和风湿病患者不宜食用，婴幼儿的消化系统功能还很弱，也不宜多食栗子粉，消化不良的人也应少吃。

## 储存方法

栗子粉需要冷藏，或置于通风干燥处。

## 食用方法

栗子粉有粗粉和细粉之分，家庭所用的栗子粉多是粗粉，在烹制菜肴时，可以用栗子粉勾芡，调味食用，有助于提升菜品的味道。

用栗子粉做馅料也特别美味，在做甜品或者糕点时，可以将栗子粉做成馅料包在其中，味道鲜甜可口。在制作栗子饼或者栗子派时，可选用比较细的栗子粉。

五谷杂粮粉养生馆

葛粉

每100g葛粉含有：

| | |
|---|---|
| 淀粉 | 42.4g |
| 脂肪 | 0.2g |
| 蛋白质 | 1.9g |
| 维生素C | 24mg |
| 铁 | 1.3mg |
| 磷 | 48mg |

## 生津止渴，解表退热

葛粉分为葛根淀粉和葛根全粉两种，含有黄酮类化合物、蛋白质及矿物质等对人体有益的元素。葛粉是一种老少皆宜的滋补食品，长期食用并不会产生副作用，对身体健康特别有益，所以被人们称为"长寿粉"。葛粉不仅能够食用，还具有一定的药用价值，有"千年人参"的美誉。

性味：性平，味甘、微辛

适宜人群：外感发热头痛、烦渴、热痢、泄泻患者

### 储存方法

将葛粉放入塑料袋中，密封后置于干燥通风处保存，注意防潮。

### 食用方法

葛粉可以直接用温开水冲开调匀后作为日常保健饮品饮用。在做菜时，有时候也会用到葛粉，将葛粉勾芡淋入菜肴中，不仅可以让菜汁更加美味，还具有美容养颜的功效。

葛粉可以搭配粳米煮粥食用，有健脾养胃之功。在饮酒之前，服用少量的葛粉，有助于保肝养胃。

### 养生指南

葛粉中含有丰富的膳食纤维，有助于清除肠内的毒素，润肠通便，预防便秘，经常食用葛粉还能够提高人体机能，增强体质，延年益寿。

葛粉中含有葛根素，有扩张冠状动脉和脑动脉的作用，可降低血液中的胆固醇，促进血液循环，平衡血压。葛粉还有生津解渴、清热解表的作用，可防治咽喉肿痛、口舌生疮、风热头痛。

葛粉中有一种高活性异黄酮成分，它有助于调节人体的内分泌，经常饮用葛粉，有助于缓解排卵期出血和白带过多的症状。

### 选购方法

纯正的葛粉呈白色，将少量葛粉放入口中时，葛粉会很快自然融化，并伴有清凉感和淡淡的甜味。用温水冲泡开后，葛粉呈乳白色的糊状，黏性很高，用勺子将其挑起后，会呈线状均匀流下。

# 调节“三高”粉

　　“三高”主要指的是高血压、高血脂和高血糖。在现代社会中，“三高”越来越常见，严重影响了人们的生活质量和身体健康。“三高”的发生与人们的饮食习惯和作息规律有密切的关系。因此，平时除了注意作息时间外，更应该注重饮食的健康，食用一些五谷杂粮就是个不错的选择。

| 配料 | 用量 | 简介 |
|---|---|---|
| 核桃 | 60g | 核桃具有很高的营养价值，有“长寿果”的美誉，任何人都可以食用。核桃中的精氨酸、不饱和脂肪酸等物质有助于保护心血管，降低人体胆固醇的含量，还可以预防高血压 |
| 黑芝麻 | 100g | 黑芝麻含有脂肪、蛋白质、维生素和糖类等对人体有益的营养物质，一般人均可食用，可养血护肝，特别适合“三高”人群食用 |
| 荞麦 | 20g | 荞麦是近些年越来越流行的一种保健食品，尤其适合高血压、冠心病、糖尿病患者。荞麦中的膳食纤维十分丰富，对预防高血压、高脂血症很有效 |
| 燕麦 | 30g | 燕麦曾被美国《时代周刊》评为十大健康食品之一，不但营养丰富，其医疗价值和保健作用也相当高。据研究，燕麦可防治高脂血症引起的心脑血管疾病。另外，燕麦富含膳食纤维，可以起到降血脂的作用 |
| 糙米 | 20g | 糙米中含有的维生素、矿物质和膳食纤维均高于精制米，因此，被誉为“绿色健康食物”。现代人饮食过于精细，不利于营养平衡，而适量食用糙米正好可以让饮食粗细搭配，保证人体的健康 |
| 白果 | 10g | 银杏树全身都是宝，不管是银杏叶还是白果，都有降压的作用。白果中的物质可以增加血管弹性，消除血管壁上的沉淀物，降低血液黏稠度，减少人体血液中的胆固醇，从而降低血压，特别适合中老年人食用 |

**专家提醒**

　　“三高”的形成多跟饮食结构有关系，过多食用高糖、高脂肪、高胆固醇的食物，都会导致“三高”。因此，平常要适量摄入高纤维、低热量的食物，比如五谷杂粮、新鲜蔬菜，对预防“三高”有很大帮助。

**烹制方法**

　　将上述材料烘焙熟透，然后研成粉末，充分搅匀即可。

**服用方法**

　　服用时，将粉末兑入开水，搅成糊状即可，可根据自己的口味调入适量的蜂蜜或者白糖（血糖高者则不宜放蜂蜜或白糖）。每天早晚各服用50g，有助于预防“三高”。

# 养肝明目粉

　　每个人都希望自己有一双明亮的大眼睛，但是每天面对电脑和手机，拥有明亮的大眼睛几乎成为了遥不可及的梦。离不开电脑和手机的您，如何才能拥有一双美丽明亮的大眼睛呢？中医讲"肝，开窍于目"，所以明目的关键在于养肝。

| 配料 | 用量 | 简介及作用 |
|---|---|---|
| 枸杞子 | 80g | 枸杞子含有眼睛必需的营养成分，有明目之功，俗称"明眼子"。它可防治由肝血不足、肾阴亏虚引起的视物昏花和夜盲症 |
| 黑芝麻 | 120g | 黑芝麻有比较显著的补益肝肾的作用。食用黑芝麻有助于防治肝肾不足引起的病症 |
| 菊花 | 10g | 菊花有疏风清热、清肝明目之功，经现代药理研究，菊花对于因肝功能欠佳而引起的眼睛干涩、头晕目眩有明显的改善作用 |
| 核桃 | 120g | 核桃自古就被人们称为"长寿果"，它能够养肾健脑。核桃可滋养肝肾、明目益智 |
| 红枣 | 80g | 药理研究发现，红枣能促进白细胞生成，降低血清胆固醇，保护肝脏。红枣和菊花搭配，补血、明目效果特别显著 |
| 莲子 | 80g | 莲子有清心健脾、安神明目的作用，莲子可滋养身体，老少皆宜，是身体虚弱者常用的营养食品 |
| 山药 | 80g | 山药中含有丰富的维生素、氨基酸和对人体有益的矿物质，可增强人体免疫功能，有健脾养胃、强筋健骨的作用 |

## 专家提醒

　　上班族每天都要对着电脑工作很久，除了用食物养护眼睛外，还要注意用眼卫生。平时要经常擦电脑屏幕和手机屏幕，晚上看手机或电脑时，最好开着灯。晚上睡觉前，还可以用热毛巾敷眼睛，这样能缓解眼睛疲劳。

## 烹制方法

　　除了菊花外的材料低温烘焙至熟透，然后研末，搅匀。

## 服用方法

　　用菊花泡茶，将茶冲入粉末中，调成糊状，还可以加入蜂蜜或者白糖调味，搅匀就可服用。每次服用量不宜超过50克。

# 养心安神粉

随着社会经济的飞速发展，人们面临的压力增大，伴随着各种压力而来的还有身体上的小毛病。一些人可能经常会出现头晕、失眠或者胸闷的状况，这些有可能是心脑血管疾病的征兆，一定不能大意。在平时，除了及时体检外，我们还要注意调整作息时间和日常饮食结构。

| 配料 | 用量 | 简介及作用 |
|------|------|-----------|
| 莲子 | 100g | 莲子中含有丰富的钙、磷和钾，这些成分能活化一些体内的酶，镇静神经，维持肌肉的伸缩，养护心脏，促进血液循环。而莲心则有助于去除心火，莲心所含的莲心碱还有强心作用，有助于改善心律不齐 |
| 桂圆肉 | 100g | 桂圆性温味甘，归心、脾经，有补益心脾的作用，它所含的维生素A和B族维生素，具有养血安神、驻颜抗衰的作用，对年老体弱、气血不足者尤其适用。同时，桂圆也对预防失眠、心悸、神经衰弱、记忆力减退和贫血有一定的作用 |
| 黑芝麻 | 30g | 黑芝麻中含有丰富的芝麻素，它具有良好的抗氧化作用，可延缓衰老。经常饮酒的人可以多食用一些黑芝麻，有养肝补肾的作用，芝麻还可以解酒。黑芝麻中的钙、铁和维生素E含量也比较高，经常食用对保护心脏大有益处 |
| 荞麦 | 40g | 荞麦含有丰富的镁和维生素P，能够扩张人体血管，抑制凝血块的形成，具有抗血栓形成的作用，也有利于降低血清胆固醇。经常食用荞麦有助于软化血管、保护视力及预防脑血管缺血，是心脑血管疾病患者的食疗佳品 |
| 白果 | 20g | 食用白果有助于消除血管壁上的沉淀物，改善血液循环，提高红细胞的变形能力，降低血液的黏稠度，对于心脑血管疾病和阿尔茨海默症有一定的防治作用 |

## 专家提醒

专家指出，引起心脑血管疾病的主要原因是高油脂、高糖、高热量的饮食习惯，加上运动缺乏。所以，平时要食用一些富含膳食纤维和促进血液循环的食物，荞麦、黑芝麻、莲子、桂圆肉、白果都是养护血管、保护心脏的养生佳品，在日常饮食中要适当摄入。

## 烹制方法

将上面所有的材料分别低温烘焙至熟透，然后研成粉末，搅拌均匀即可。

## 服用方法

服用时，在调成的粉末中倒入适量的开水，搅拌成糊状，也可以根据个人口味调入适量的蜂蜜或者白糖，每天早上和晚上各服用1次，每次50克。

# 润肠通便粉

现代人的饮食较为精细，这使得很多人摄入的膳食纤维严重不足，同时这些人严重缺乏锻炼，最终使得他们的肠胃消化能力减弱，停留在肠道内的废物越积越多，从而出现口臭、面色暗沉、便秘甚至大肠癌等情况。该如何改善肠胃功能呢？饮食调整是非常重要的一个方面，要在日常饮食中适量加入一些杂粮和蔬果，您才能有一个健康的身体。

| 配料 | 用量 | 简介及作用 |
|------|------|-----------|
| 葛根 | 100g | 葛根中含有丰富的葛根素，有美容养颜、调节雌激素水平、清除体内废物和改善血液循环的作用，比较适合正在减肥的人服用 |
| 黑芝麻 | 200g | 黑芝麻能改善人体的代谢功能，有降血脂、抗动脉硬化、润肠通便和保护肝脏的作用，有习惯性便秘的人，每天可以适量食用 |
| 荞麦 | 60g | 荞麦中所含的膳食纤维能清理肠道，促进大肠蠕动，通利大便。因此，肥胖的人和便秘者可以适量食用 |
| 山药 | 100g | 山药中含有丰富的淀粉酶、多酚氧化酶，有助于脾胃功能提高，促进人体的消化和吸收，常食用有健脾益胃、帮助消化的作用。 |
| 糙米 | 30g | 糙米富含膳食纤维，它可促进肠道有益菌增殖、加速肠道蠕动、软化粪便，预防便秘和大肠癌。糙米中的膳食纤维还能与胆汁中的胆固醇结合，促进胆固醇的排出，从而帮助高脂血症患者降低血脂 |
| 白果 | 60g | 白果中的白果酸有抑菌、杀菌作用，对葡萄球菌、链球菌、白喉杆菌、炭疽杆菌、枯草杆菌、大肠杆菌、伤寒杆菌等细菌均有抑制作用，可防治呼吸道和消化道感染性疾病 |

### 专家提醒

现代生活中，人们的生活质量有了大幅度的提高，但是每天大鱼大肉并不利于身体健康，很多人都有不同程度的肠胃疾病。在饮食中适当地加入一些润肠的杂粮，配合适量的运动，不仅有助于保护肠胃、润肠通便，还可以使身体强壮。

### 烹制方法

把上述材料分别低温烘焙至熟，然后晾凉，研成粉末，搅匀即可。

### 服用方法

每天早上和晚上分别取 50 克，用开水冲调成糊状，加入少许蜂蜜或者白糖搅匀，即可服用。

# 补血美容粉

爱美是女人的天性，但是不规律的生活和饮食，加速了女性衰老的过程。在工作的重压下，很多女性气血不调，并且有血虚的症状。想要气色好，补血是关键的环节，在饮食上，可多选用一些补血养虚的食物，而五谷杂粮就是不错的选择。

| 配料 | 用量 | 简介及作用 |
|------|------|-----------|
| 枸杞子 | 8g | 枸杞子可防治肝血不足、肾阴亏虚引起的视物昏花和夜盲症，还可以延缓衰老，因此又名"却老子" |
| 黑芝麻 | 50g | 黑芝麻有养血、补肾、养肝的作用，它所含维生素E有较强的抗氧化作用，能清除自由基，改善肤质，减缓皮肤老化速度 |
| 黑米 | 120g | 黑米俗称"药米""长寿米"，可滋阴补肾、健身暖胃，长期食用可延年益寿。黑米含有人体必需的蛋白质、锰、锌等多种营养素，有增强体质、抗衰老的功效，适合血虚、肾虚之人食用 |
| 红枣 | 120g | 红枣中的维生素C含量相当丰富，有补血养气、安神补虚的作用，还可以调养脾胃，非常适合女性食用。多食红枣还可以美容养颜，使脸色红润，可防治心悸、失眠等症 |
| 何首乌 | 8g | 何首乌有补肝肾、益精血、乌须发、强筋骨的功能。适用于血虚、眩晕耳鸣、须发早白、腰膝酸软、肢体麻木、久疟体虚者 |
| 阿胶 | 15g | 阿胶有补血、养阴、润燥的作用，被人们誉为"补血圣药"，它和人参、鹿茸一起被称为"中药三宝"。阿胶非常适合女性食用，它可以美容养颜、养血安神，适用于血虚萎黄、虚烦失眠等症 |
| 黑豆 | 120g | 黑豆中的维生素E和B族维生素含量很高，维生素E是延缓衰老、保持肌肤年轻的重要物质。黑豆皮含有花青素，有助于清除体内的自由基，有很好的养颜功效，是天然的养颜佳品 |

## 专家提醒

此方中的材料都有补血养虚、美容养颜的作用。不过这个配方中的材料大多属性温热，不能过多服用，以免给身体带来不良影响。

## 烹制方法

所有材料分别洗净，然后低温烘焙至熟，研成粉末，混合在一起后，搅匀。

## 服用方法

取出粉末倒入碗中，加开水冲泡，搅至糊状即可。可以依据个人口味加入少许白糖或者蜂蜜，每天早晚各服用1次，每次50克。

# 纤体瘦身粉

　　拥有曼妙的身材是很多女孩梦寐以求的，但如果为了减肥不惜伤害自己的身体，就是一种错误了。如果能够调整作息，合理搭配饮食，就可以在不伤害自己身体的情况下拥有傲人的身材。五谷杂粮中含有丰富的膳食纤维，而这正是能帮助您瘦身的成分。不妨试试五谷杂粮粉吧，它会为您带来良好的瘦身体验。

| 配料 | 用量 | 简介及作用 |
|---|---|---|
| 赤小豆 | 120g | 赤小豆含有很多膳食纤维和皂角苷，能够润肠通便、降低血压、调节血糖，还具有减肥健美的作用 |
| 黑芝麻 | 80g | 黑芝麻中的不饱和脂肪酸，有助于改善肤色，在减肥期间适量食用，会使肌肤红润有光泽 |
| 荞麦 | 120g | 荞麦能软化血管，促进肠道蠕动，促进胆汁分泌，使得体内废物能更快排出，因而也能起到减肥的效果 |
| 绿豆 | 120g | 绿豆是高纤维食物，能促进人体肠胃的蠕动，使体内堆积的废物快速排出 |
| 糙米 | 120g | 糙米中的维生素、矿物质和膳食纤维比大米更多，能够促进肠道蠕动，很好地调节内分泌，促进新陈代谢，有利于减肥 |
| 山药 | 250g | 山药中含有的淀粉酶，可促进淀粉分解，有利于减肥 |

**专家提醒**

　　不管您是否在减肥期间，都要保证身体的营养均衡，不能盲目地节食和食用减肥药物，以免造成更大的健康隐患，影响身体健康。

**烹制方法**

　　将所有的材料分别焙干，研成粉末，然后混合在一起，搅匀。

**服用方法**

　　一次取出 50 克左右，用开水冲泡，搅成糊状饮用。也可依据个人口味调入适量的白糖或者蜂蜜。

# 护肝祛痘粉

　　若是脸上长了一些痘痘，就会让人很苦恼，但是祛痘又是一个非常艰苦的过程，稍不注意，它就反复来袭，让人烦恼不已。中医认为，青春痘与人的肝胆系统有密切的关系，肝气不舒或肝火过旺，不但会引发负面情绪，还会导致青春痘反复不愈。因此，祛痘的关键在于养肝护肝。

| 配料 | 用量 | 简介及作用 |
|---|---|---|
| 薏米 | 180g | 薏米中含有维生素E，是一种美容食品，可以使人体皮肤保持光滑细腻，消除粉刺、色斑，改善肤色 |
| 黑芝麻 | 80g | 芝麻油中维生素E含量高，有较强的抗氧化作用，经常食用能清除自由基，改善肤质，减缓皮肤老化的速度 |
| 绿豆 | 80g | 绿豆性凉、味甘，有清热解毒、利尿消暑的作用，是传统的消夏解暑的食物。绿豆中的低聚糖还有助于减肥 |
| 山药 | 80g | 山药中含有的维生素，可以防治皮肤干燥，滋润皮肤，对改善肤质有很好的作用，是天然的养颜护肤品 |
| 杏仁 | 30g | 杏仁是美容佳品，能促进皮肤微循环，使皮肤红润光洁。《本草纲目》中记载："服杏仁，富油脂，故润泽皮毛。" |
| 山楂 | 40g | 山楂所含的黄酮类化合物和维生素C、胡萝卜素等物质，能减少自由基的生成，延缓衰老，美容养肤 |
| 菊花 | 5g | 菊花有平肝明目、疏风散热的作用，用菊花冲茶饮，不仅有助于排出毒素，还能消除痤疮、美白肌肤 |

## 专家提醒

　　痘痘的出现，有各种各样的原因，除了调整饮食和作息外，还要注意勤洗脸。若是脸上长有痘痘，切不可用手触摸，以免引起感染。日常饮食要清淡些，适量运动也可以帮助身体排毒，对于祛痘洁肤有一定的作用。

## 烹制方法

　　将所有的材料用清水冲洗一下，沥干后低温烘焙，研成粉末，混合后搅匀。

## 服用方法

　　把粉末倒入碗中，倒入少许开水，搅拌至糊状即可，若是加入适量的白糖或者蜂蜜，口味更佳。一天服用2次，每次不超过50克。